MW01602500

der Trauer Worte geben

Über den Tod und das Abschiednehmen

HERBERT SCHEURING

DER
TRAUER
WORTE
GEBEN

ÜBER DEN TOD UND
DAS ABSCHIEDNEHMEN

Vertrieb für den (Buch-)handel
Echter Verlag GmbH
ISBN 978-3-429-03902-8
© 2015 Main-Post GmbH & Co.KG, Würzburg
Autor: Dr. Herbert Scheuring
Konzeption und Gestaltung:
Amelie Endres
Cover-Foto: Theresa Müller
Druck und Weiterverarbeitung:
Konrad Triltsch, Ochsenfurt-Hohestadt

„Hört mich, einen Menschen, nicht unähnlich euch selbst, empfindend, was ihr empfindet, erleidend, was ihr erleidet, vielleicht nicht einmal maßloser, nicht einmal heftiger als ihr, aber fähig auszusprechen, was ihr gerne aussprechen würdet, aber nicht auszusprechen wagt."

(Marie Luise Kaschnitz: Tage, Tage, Jahre)

„Leid, so stellt sich heraus, ist ein Ort, den niemand von uns kennt, solange wir nicht dort sind."

(Joan Didion: Das Jahr magischen Denkens)

„Wir können nur eine Ahnung von dem vermitteln, was uns fast zerstört hätte. Es ist unsere Wahrnehmung, aber vielleicht eine, die denen weiterhelfen kann, die Gleiches erleben müssen."

(Beatrix Gerstberger: Keine Zeit zum Abschiednehmen)

„Dieser Verlust, der mich so vieler Dinge beraubte und alles, was ich bin und wertschätze, in Frage stellte, brachte mir auch ein tieferes Verständnis dafür, was es bedeutet, ein Mensch zu sein: zu zweifeln, zu glauben, zu helfen, zu verzweifeln, etwas zu ertragen."

(Gordon Livingston: Nur der Frühling)

„Die Geschichte vom Tod, eine Geschichte, die ein Schriftsteller schreiben muss, wenn der Tod seinen Weg kreuzt, diese Geschichte ist immer die gleiche, aber sie wird jedes Mal anders erzählt."

(Connie Palmen: Logbuch eines unbarmherzigen Jahres)

„Vielleicht besteht darin die Wundermacht des geschriebenen Wortes: Es erlaubt uns, die Erinnerung zu bewahren, das Leiden in Kraft zu verwandeln."

(Isabel Allende: Briefe für Paula)

„Wer Trauer selber erlebt, kann heilend zum Herzen Trauernder sprechen."

(Karl Guido Rey: Du fehlst mir so sehr)

Vorwort

Viele Trauernde lesen Bücher, die sich mit den Themen Tod und Abschiednehmen beschäftigen. Bücher, in denen sie mit dem Schicksal anderer Trauernder konfrontiert werden. Macht das nicht alles nur noch schlimmer? Ganz im Gegenteil. Das Lesen von Büchern über Trauer hilft vielen dabei, mit ihrem eigenen Verlust zu leben. Warum? Weil diese Bücher begreiflich machen, dass auch andere einen geliebten Menschen verloren haben, dass auch andere mit diesem Schmerz, diesem großen Bruch in ihrem Leben, irgendwie fertig werden müssen. Weil andere Menschen, die bereits den Weg durch die Trauer gegangen sind, Hoffnung machen, dass man es selbst auch schaffen kann.

Bücher können Gespräche, die Nähe anderer Menschen, nicht ersetzen. Aber sie können sie ergänzen. Denn Bücher sind ja nicht nur bedrucktes Papier. Durch Bücher sprechen Menschen zu uns. Sie enthalten die Erfahrungen von Menschen, die uns etwas mitteilen wollen. Wie unmittelbar, intensiv und persönlich das sein kann, will ich an vielen Beispielen aufzeigen.

Das Angebot an Büchern über Trauer ist groß. Es gibt wissenschaftliche Untersuchungen. Es gibt Ratgeber für Trauernde. Es gibt Erfahrungsberichte von Trauernden - Bücher, in denen Betroffene selbst erzählen, wie die Trauer ihr Leben verändert hat. Und es gibt literarische Werke, die Tod und Trauer zum Thema haben: Leo Tolstois „Der Tod des Iwan Iljitsch", Thomas Manns „Der Tod in Venedig" oder László Némeths „Trauer", um nur einige zu nennen. Tod und Trauer zählen zu den zentralen Themen der Literatur. In der Regel handelt es sich um fiktive Geschichten. Immer wieder aber haben Schriftsteller, die selbst um eine geliebte Person trauern, auch ihren eigenen Verlust zum Thema gemacht. Friedrich Rückert zum Beispiel in seinen „Kindertodtenliedern", Marie Luise Kaschnitz in „Dein Schweigen Meine Stimme" oder der englische Schriftsteller C. S. Lewis, der in seinem Buch „Über die Trauer" sein Denken und Empfinden nach dem Tod seiner Frau offenlegt und analysiert. Es sind Zeugnisse des selbst Erlebten, selbst Erlittenen – Bücher, in denen Autoren Einblick geben in ihre persönliche Situation und Erfahrungswelt.

In diesen Büchern aus unterschiedlichen Jahrhunderten sind manche Gemeinsamkeiten festzustellen, aber auch viele Unterschiede im Erleben und in der Verarbeitung der Trauer. Jeder Mensch trauert auf seine Weise. Warum sollte es bei Schriftstellern anders sein? Gemeinsam ist all diesen Büchern, dass ihre Autoren über die Gabe der Sprache verfügen. Sie können andere Trauernde zur Auseinandersetzung mit ihrer eigenen Situation anregen, Orientierung im Labyrinth der Trauer geben und zuweilen sogar Trost vermitteln.

„Der Trauer Worte geben" lautet der Titel dieses Buchs. Er greift ein Zitat aus William Shakespeares Schauspiel „Macbeth" auf, in dem es heißt: „Gib Worte deinem Schmerz: Gram, der nicht spricht, drückt das belad'ne Herz, bis dass es bricht." (Macbeth, IV. Akt, 3. Szene). Die Bücher, von denen im Folgenden die Rede sein wird, zählen nach meinem Empfinden zu den besten jener Werke, die dem Schmerz der Trauer Worte geben. Es sind Texte, die die Trauer nach dem Tod des Ehe- oder Lebenspartners, eines Kindes oder Elternteils beschreiben. Und es sind Bücher von Menschen, die sich im Verlauf einer schweren Erkrankung schreibend mit ihrem eigenen Tod auseinandergesetzt haben. Denn Sterbende trauern ebenfalls – um ihr zu Ende gehendes Leben, weil sie von geliebten Menschen und dieser Welt Abschied nehmen müssen. Die Trauer isoliert. Aber sie kann Menschen auch verbinden, denn alle begegnen der Trauer in ihrem Leben. Auf dem

Weg durch die Trauer kann es eine Hilfe sein, zu erfahren, dass auch andere diesen Weg gehen müssen oder schon gegangen sind. Besonders dann, wenn der Weg durch die Trauer, von dem andere berichten, lang und schmerzlich war. Von diesen Wegen berichten viele Bücher. Interessant ist in diesem Zusammenhang, dass meist nicht die Bücher hilfreich sind, die schnellen Trost versprechen, sondern vielmehr gerade jene, die den Schmerz der Trauer ungeschönt zum Ausdruck bringen. Trauernde spüren dann nämlich: Ich bin nicht der einzige, der so fühlt. Anderen geht es genauso. Sie haben ebenfalls einen geliebten Menschen verloren. Sie müssen ebenfalls diese Situation aushalten. Sie tun sich ebenfalls sehr schwer damit. Und sie haben mit der Zeit trotzdem einen Weg gefunden, weiterzuleben.

Persönliche Erfahrungen sind glaubhaft und nachvollziehbar. Vage Vertröstungen sind es nicht. Oder, wie der Schweizer Psychotherapeut Karl Guido Rey schreibt: „Wer Trauer selber erlebt, kann heilend zum Herzen Trauernder sprechen." Dieses Buch stellt Autoren vor, die den Schmerz der Trauer in Sprache verwandelt haben, und Texte, die auf dem Weg durch die Trauer Orientierung bieten können.

Herbert Scheuring

1

Ohne das Glück, das Menschen in ihrem Leben erfahren, gäbe es die Trauer nicht. Denn Trauer beklagt verlorenes Glück. Die nicht trauern, hatten vielleicht gar kein Glück, dessen Verlust sie beklagen können. Wer trauert, fühlt sich meist trotzdem vom Schicksal ungerecht behandelt. Wie sollte es auch anders sein, wenn sich das Glück in Unglück verkehrt, die eigene Welt aus den Fugen gerät.

Die Trauer hat die Menschen von Anfang an begleitet. Soweit schriftliche Zeugnisse zurückreichen, findet sich Kunde von ihr. Schon im rund 4000 Jahre alten babylonischen Gilgamesch-Epos, das in Fragmenten auf Keilschrifttafeln überliefert wurde und das zu den ältesten schriftlich fixierten Dichtungen der Menschheit zählt, sind Tod und Trauer wichtige Themen. Gilgamesch weint um seinen Freund Enkidu, den er zu Grabe tragen muss. Auf die Frage, warum sein Gesicht von Leid, Kummer und Qual gezeichnet ist, antwortet Gilgamesch, das Schicksal seines Freundes laste schwer auf ihm, daher sei er voller Trauer. Sein Freund, den er liebte, sei tot und zu Erde geworden. Tag und Nacht habe er um ihn geweint und nicht zugelassen, dass man ihn begrabe, bis dann der Wurm Enkidus Gesicht befiel. Seit er tot ist, finde er nicht zum Leben zurück und irre umher, klagt Gilgamesch, und stellt, seiner Trauer Worte gebend, fest: „Wie soll ich es verschweigen? Wie soll ich es hinausschreien?"[1]

Auch die Geschichte von Orpheus, einem Dichter und Sänger aus der griechischen Mythologie – einer Art Urvater der Dichtkunst, der der Legende nach noch vor Homer gelebt haben soll –, ist eng mit Tod und Trauer verknüpft. Im Mythos will Orpheus seine tote Geliebte Eurydike, die an dem Biss einer Schlange starb, aus der Unterwelt zurückholen. Er steigt durch eine Öffnung in die Unterwelt hinab, sein Gesang rührt dort alle zu Tränen, selbst der Höllenhund Zerberus wird zahm. Hades, der Herr der Unterwelt, gibt Eurydike schließlich wieder frei – unter der Bedingung, dass sich Orpheus bei der gemeinsamen Rückkehr mit Eurydike in die Oberwelt nicht nach ihr umdrehen darf. Von Sehnsucht und Liebe überwältigt, dreht sich Orpheus doch um nach ihr, und Eurydike verschwindet für immer in der Unterwelt. Mit dem neuerlichen, unwiderruflichen Verlust wird seine Trauer noch tiefer und seine Kunst noch größer, so dass sich weder Tiere noch Menschen der Magie seines Gesanges entziehen können. Man kann diese Geschichte als Hinweis auf die Endgültigkeit des Todes verstehen. Aber immerhin: Orpheus' Trauer war so groß, dass er versucht hat, mit dem Tod zu verhandeln. „Der Dichter – mit dem Tode vertraut seit Orpheus – ‚wohnt' näher am Tod als der durchschnittliche Zeitgenosse, er ‚spricht' mit ihm"[2], schreibt Friedrich Kienecker in seiner Studie „Der Tod in der Dichtung des zwanzigsten Jahrhunderts" (1976).

In der antiken Literatur Griechenlands und Roms wird die Erfahrung der Trauer häufig zum Thema – in Dramen, Gedichten, philosophischen Betrachtungen und autobiografischen Zeugnissen. Ein Überblick über die Texte, in denen antike Autoren der Trauer Worte gaben, würde ein eigenes Buch füllen. Der römische Philosoph Seneca, der im Jahr 65 nach Christus starb, schrieb literarische Trostbriefe an Trauernde. In seiner Trostschrift an Marcia, die ihren Sohn betrauerte, rät er ihr unter anderem, sie solle ihren Blick nicht auf das unwiderruflich Vergangene richten, sondern auf das, was bleibt. „Setze dich mit deinem Sohn in Verbindung, als ob er dir gerade jetzt noch mehr angehörte. Jetzt hat er nichts mehr, was ihn von dir wegriefe", schreibt Seneca. „Das einzige, was dich an einem so trefflichen Sohn schmerzen konnte, sein Tod, das hat dich geschmerzt; das übrige ist vor Unfällen sicher und voll von Genuss, wenn du nur mit deinem Sohn umzugehen verstehst, wenn du nur einsiehst, was an ihm das Kostbarste gewesen." Nur das Bild ihres Sohnes sei dahin, „er selbst ist ewig"[3], erklärt Seneca. Marcias Klage darüber, dass ihr der Sohn genommen wurde, hält Seneca entgegen: „Wenn einem die Wahl gelassen wird, ob es besser sei, nicht lange glücklich zu sein oder überhaupt niemals, so ist es doch besser, dass einem ein wieder entschwindendes Glück zuteil wird als gar keines."[4]

Aurelius Augustinus (354-430), der bedeutendste christliche Autor der Spätantike, hat in seinen „Bekenntnissen" (Confessiones) von seiner Trauer nach dem Tod der Mutter und eines engen Freundes berichtet. Die „Bekenntnisse" sind die Geschichte einer Bekehrung zum christlichen Glauben, sie beschreiben im Rückblick den Lebensweg des Augustinus, der ihn schließlich hin zu Gott führt. Vor allem aber sind sie die erste umfangreiche Autobiografie der Literaturgeschichte, ein Werk, dessen Autor Rechenschaft ablegt über sein eigenes Leben und von Ereignissen berichtet, die ihn besonders geprägt haben. Dazu zählt auch die Erfahrung des Verlusts.

„Ich drückte ihr die Augen zu, und unsägliche Trauer brach über mein Herz herein"[5], schreibt Augustinus über den Tod seiner Mutter, die im Alter von 56 Jahren starb. Er fragt sich, was es ist, was ihn innerlich so heftig schmerzt, und kommt zu dem Schluss, es sei das Ende der in vielen Jahren gewachsenen Gewohnheit des engen Zusammenseins, unter das der Tod so plötzlich einen Schlussstrich zog. „Weil ich nun ihren großen Trost entbehren musste, war meine Seele wund und mein Leben gleichsam zerrissen, da es mit dem ihren zu einer Einheit verschmolzen gewesen war".[6]

Augustinus war Anfang 20, als sein bester Freund starb. Diese erste einschneidende Erfahrung des Todes, des Abschieds von einem geliebten Menschen, erschütterte ihn tief. „Wie wurde damals mein Herz vor Gram verdüstert! Wohin ich auch blickte, überall begegnete mir der Tod", erinnert er sich. Die Abwesenheit des Freundes verursacht ihm großes Leid: „Woran ich einst mit ihm gemeinsam mich gefreut, ohne ihn verkehrte es sich zur Folterqual. Überall suchten ihn meine Augen und fanden ihn nicht. Alles war mir verhasst, weil er fehlte."[7]

Augustinus' Trauer ist so tief, dass er einen Hass auf das ganze Leben entwickelt. „So ward mir grauenhaft das Leben, weil ich nicht als halber Mensch leben wollte."[8] Alles stößt ihn ab, selbst das Tageslicht, nirgends findet er Ruhe und Trost, durch keine Ablenkung wird ihm das Herz leichter, alles ist ihm zuwider. Augustinus spricht vom „Todesweh des Überlebenden", das auch das eigene Leben infrage stellt, und findet deutliche Worte für diese Verdüsterung des Gemüts: „Daher diese Trauer, wenn einer stirbt, diese Finsternis des Jammers, dies Siechtum des Herzens, dessen Wonne in Bitterkeit verkehrt ist."[9]

Der Tod lässt ihn ratlos zurück. Augustinus wundert und ärgert sich darüber, dass andere Menschen noch lebten, „da doch der eine gestorben war, den ich geliebt hatte, als könne er nie sterben, und noch mehr nahm's mich wunder, dass ich selbst, sein anderes Ich, noch leben konnte, wo er tot war."[10] Sein Hass auf das Leben ist groß, und sein Hass auf den Tod nicht minder: „Je mehr ich den Freund liebte, umso mehr hasste und fürchtete ich den Tod, der ihn mir entrissen, als meinen grimmigsten Feind."[11]

Augustinus hatte schon den christlichen Glauben angenommen und war Mitte 40, als er in seinen „Bekenntnissen" auf seine jungen Jahre zurückblickte. Er fand deshalb Trost im Glauben – den Trost, dass niemand wirklich stirbt, der an Gott glaubt und bei ihm aufgehoben ist. Selig sei daher, wer Gott liebt, schreibt er: „Er allein verliert keinen, der im lieb ist, da er alle in dem einen liebt, der nie verloren gehen kann."[12] Trotz seines Glaubens, auf den er sich in der akuten Zeit seiner Trauer noch nicht stützen konnte, kennt aber auch Augustinus das Gefühl, von Gott verlassen zu sein, und er fragt sich, ob Gott trotz seiner Allgegenwart zu weit abgerückt ist vom Elend der Menschen, ob er unbewegt bleibt in seiner Ruhe, während Trauernde von schweren Prüfungen heimgesucht werden.[13]

Für sich selbst findet Augustinus im Glauben eine Antwort auf das Leid der Trauer. Seine Beschreibung der seelischen Not, die ihn nach dem Tod des Freundes und der Mutter überfiel, der Wut auf den Tod, des Hasses auf das Leben, das weitergeht, und der Suche nach Antworten zählt zu den ältesten überlieferten Dokumenten, in denen ein Mensch seiner Trauer Worte gibt. Worte, die noch heute direkt zu uns sprechen.

2

In einer der bekanntesten Dichtungen des Spätmittelalters ist die Trauer das zentrale Thema. Die Klage über den Verlust eines geliebten Menschen, den der Tod mit sich weggenommen hat, ist so laut und eindringlich, dass sie noch über die Jahrhunderte hinweg nachhallt. „Grausamer Mörder aller Leute, Ihr Tod, Euch sei geflucht", klagt der Ackermann in der gleichnamigen Schrift des Johannes von Tepl: „Gott, Euer Schöpfer, hasse Euch (...) Himmel, Erde, Sonne, Mond, Gestirne, Meer, Gewoge, Berg, Gefilde, Täler, Auen, der Hölle Abgrund, auch alles, was Leben und Wesen hat, sei Euch feind, missgünstig und verfluche Euch in alle Ewigkeit!"[1] Der Ackermann nennt den Tod einen „bösen Trauerbringer" und

„Feind aller Menschen", beschimpft ihn als „Brecher aller Ehen",
weil er ihm die Frau genommen hat, so wie er irgendwann jedem
den Ehepartner wegnimmt. Die Klage über diese Grausamkeit
richtet sich indirekt auch gegen Gott: „Herr, in Deiner Schöpfung
ist nichts Grässlicheres, nichts Schrecklicheres, nichts Bittereres,
nichts Ungerechteres als der Tod."[2]

Die Worte des Ackermann sind mehr als eine Kritik, eine Be-
schimpfung des Todes. Sie sind ein wütender Protest, hilfloser
Ausdruck der Ohnmacht angesichts des Unbegreiflichen und Unabänderlichen, eine laute Anklage, ein Verzweiflungsschrei. „Der
Ackermann" ist ein symbolischer Name: Johannes von Tepl, der
das Buch um das Jahr 1400 schrieb, charakterisiert seine Figur
als Ackermann, dessen Pflug die Feder ist, also als Autor. Johannes von Tepl, der in Urkunden auch als Johannes de Sitbor
oder Johannes von Saaz erscheint, wurde vermutlich in der nord-
böhmischen Stadt Tepl geboren und war später als kaiserlicher
Notar, Schulrektor und Stadtschreiber in der böhmischen Stadt
Saaz tätig.

Die Schrift „Der Ackermann", die auch als „Der Ackermann
aus Böhmen" oder „Der Ackermann und der Tod" bekannt wurde, ist ein Streitgespräch zwischen dem Ackermann, der um seine
Frau trauert, und dem Tod. Der Tod, der im Mittelalter und in
der frühen Neuzeit nicht nur als Ende des Lebens betrachtet, sondern auch als leibhaftige Person dargestellt wurde, hat in diesem
Text eine Stimme und verteidigt sich. Das Streitgespräch wird in
Form einer Gerichtsverhandlung ausgetragen, in der der Witwer
als Kläger auftritt und sich der Tod als Angeklagter rechtfertigen
muss. Durch Rede und Gegenrede werden in 33 Kapiteln zwei Po-
sitionen deutlich, die scheinbar widersprüchlich sind, aber doch
zusammengehören: der Ackermann steht für die Trauer und das
Festhalten an der geliebten Person, der Tod für die Notwendig-

keit, sich mit dem Sterben abzufinden. Der Tod habe ihn tief verletzt, die „helle Sonnenblume" des Glücks aus dem Boden seines Herzens ausgerissen und somit nicht wieder gut zu machenden Raub an ihm begangen, beklagt der Ackermann den Verlust der Geliebten: „Verschwunden ist mein heller Stern am Himmel, zur Ruhe gegangen ist meines Heils Sonne, aufgeht sie niemals mehr."[3] Der Ackermann nennt den Tod „meines Glückes Dieb, meiner schönen Zeit Stehler, meiner Lust Vernichter"[4] und verflucht ihn mehrfach: „Euch hasse alles, was da ist im Himmel, auf Erden und in der Hölle."[5] Die Trauer beklagt verlorenes Glück. Darauf weist auch der Tod in seiner Verteidigungsrede hin: „Je größer das Glück, das du kennenlernst, desto größer das Unglück, dieses Glück zu entbehren."[6] Glück und Leid sind zwei Seiten einer Medaille, und „der Freude Ende ist Trauer". Der Tod argumentiert auch mit den Naturgesetzen und erklärt, die Erde wäre übervölkert mit Menschen und Tieren, wenn noch niemals jemand gestorben wäre. „Die einstmals waren, die sind alle dahin. Du und alle, die jetzt sind oder noch werden, müssen ihnen alle nach"[7], verkündet der Tod. „Dumm ist, wer da die Sterblichen beweint"[8], ist die Schlussfolgerung seiner kalten Vernunft.

Eine Erklärung, die dem Ackermann keine Hilfe ist. Er hat seine geliebte Frau allzu früh verloren und ist von der Trauer völlig umfangen. Er erhebt seine Stimme wieder und immer wieder gegen den Tod, der ihm dieses Leid zugefügt hat. „Von Euch bin ich eines freudenreichen Daseins beraubt", klagt er und erinnert sich an die frohen Stunden an der Seite seiner Frau, die für immer der Vergangenheit angehören: „Betrübt, finster und zerstört sieche ich dahin und heule ohne Unterlass."[9] Der Ackermann blickt in die Dunkelheit, die das Licht seines Lebens verschluckt hat: „Die finstere Nacht ist allenthalben vor meinen Augen. Ich glaube nicht, es gäbe etwas, das mir jemals wieder Freude bringen könnte."[10]

In der Zeit schlimmsten Leids gibt es keinen Trost. Auch der Ackermann ist untröstlich und sieht keine Zukunft mehr: „Wahrlich, trauern werde ich immer."[11]

Das ist das Wesen, die Wahrheit tiefer Trauer. Aber auch der Tod hat eine Wahrheit: „Sobald ein Menschenkind geboren ist, sogleich hat es den Kontrakt besiegelt, dass es sterben muss"[12], sagt er. Der Tod sieht sich im Recht, reagiert gefühllos und mitleidlos, pocht auf das Gesetz, dass alles vergehen muss, ohne Unterschied: „Deine Klage ist umsonst, sie hilft dir nicht."[13] Der Tod ist nicht angreifbar, lässt nicht mit sich verhandeln. Die Klage über den Verlust eines geliebten Menschen ist sinnlos, denn sie ändert nichts an der Tatsache des Todes. Aber diese Klage hat eben doch auch ihre Berechtigung, denn sie ist zutiefst menschlich, unabwendbar, hilfloser Ausdruck des Leids: „Unwiderruflich meinen höchsten Schatz habe ich verloren. Soll ich da nicht traurig sein und verzweifelt?"[14]

Die Eindringlichkeit der Klage des Ackermann, die Heftigkeit des Angriffs auf den Tod, ist beispiellos, auch wenn die Schrift des Johannes von Tepl literarische Vorbilder hat. Der Ackermann steht in der Tradition der antiken und mittelalterlichen Rhetorik, der lateinischen und deutschen Streitgespräche, die ein Thema von unterschiedlichen Seiten beleuchten und durch Anführung von Argumenten und Gegenargumenten zur Diskussion stellen. Zu den möglicherweise konkreten Vorbildern des Buchs zählt der „Dialogus mortis cum homine" aus dem 12. Jahrhundert, ein Zwiegespräch zwischen Tod und Mensch. Ähnlichkeiten zum „Ackermann" weist auch der „Tractatus de crudelitate mortis" aus dem 14. Jahrhundert auf. In dieser Abhandlung über die Grausamkeit des Todes wird der Vernichter allen Lebens ebenfalls angeklagt und muss sich verteidigen. Johannes von Tepl selbst bezeichnete sein Buch in einer kurzen Erläuterung als „Angriff auf das unvermeidliche Geschick des Todes", in welchem „die Hauptformen der Rhetorik zum Ausdruck kommen."[15] Unter Literaturwissenschaftlern ist umstritten, ob der Autor aus eigener leidvoller Erfahrung spricht und den Tod einer geliebten Gefährtin literarisch zu bewältigen versucht, oder ob er sich des Themas nur bedient, um ein rhetorisches Kunstwerk zu schaffen. Die Antwort auf diese Frage ist für den Leser von heute letztlich bedeutungslos: Der „Ackermann" ist ein Werk, das der Trauer auf besonders eindringliche Weise Worte gibt und dessen Klage auch nach 600 Jahren noch sehr lebendig klingt.

„Worüber soll ich mich nun noch freuen? Wo soll ich nun Trost suchen?"[16] Der Ackermann begreift schließlich, dass seine Klage ihm die Geliebte nicht zurückbringt. Der Tod pocht auf sein Recht – das Recht des Stärkeren, das keine Gnade kennt. Der Ackermann nimmt das Unabänderliche zur Kenntnis und weiß trotzdem nicht, wie er mit seiner tiefen Trauer leben soll. „So beratet und belehrt mich", wendet er sich an den Tod, „wie ich so unsagbares Leid, so bohrenden Schmerz, so über die Maßen große Trübsal aus dem Herzen, aus dem Gemüt und aus dem Sinn austreiben soll."[17]

Der Tod hat kein Rezept gegen die Trauer. Er will sich auch nicht mit ihr beschäftigen. Sein Ratschlag ist ebenso herzlos wie undurchführbar: „Treibe aus dem Herzen, aus dem Sinn und aus dem Gemüt die Erinnerung an das Glück, sogleich bist du des Trauerns enthoben", antwortet er dem Ackermann: „Sobald du etwas verloren hast und es nicht wiedergewinnen kannst, tue, als sei es dir nie zuteil geworden, und dahin fliegt im Handumdrehen deine Trauer."[18] Die Erinnerung an das Glück vertreiben – ein schlechter Rat, der beweist, dass der Tod nichts vom Leben, nichts von menschlichem Empfinden, nichts von der Kraft der Liebe versteht. In seinem Herzen, und im Protest gegen die Zumutung des Todes, findet der Ackermann schließlich selbst die Antwort auf seine Frage. Er will seiner „Allerliebsten ständig gedenken" und erkennt: „Ist mir ihr Körper auch tot, in meiner Erinnerung lebt sie mir doch immer."[19]

Der Ackermann stellt die Liebe über den Tod. Er glaubt an diese machtvolle Empfindung, über die selbst der Tod keine Macht hat. Eine Empfindung, die ihre Stärke aus sich selbst heraus gewinnt. Auch wenn der Tod am Ende der Verhandlung Recht bekommt, wird auch der Klage des Ackermann Berechtigung zugestanden. Und trotz seiner aussichtslosen Position formuliert dieser sein Recht auf Trauer. Die Verzweiflung, die Zurückforderung der Geliebten, der Protest gegen das Unzumutbare und doch Unabänderliche des Todes sind Teile seiner Bewältigung des schweren Verlusts. Seine Liebe hat sich in Trauer verwandelt, und am Ende wandelt sich die Trauer wieder in Liebe. Der Tod hat nicht das letzte Wort.

3

Auch in der Wahrnehmung von Marie Luise Kaschnitz erringt der Tod trotz seines Schreckens nur einen Teilsieg. Die Schriftstellerin, die durch Gedichte, Hörspiele und erzählende Prosa bekannt wurde und 1955 mit dem wichtigsten deutschen Literaturpreis, dem Georg-Büchner-Preis, ausgezeichnet wurde, beschäftigte sich intensiv mit den Themen Tod und Trauer. Kaschnitz wurde im Jahr 1901 geboren und starb 1974. Im Jahr 1925 heiratete sie den Archäologen Guido Kaschnitz. 1956 wurde bei ihrem Mann ein Gehirntumor festgestellt, 1958 starb er. In vielen Büchern, die Kaschnitz nach seinem Tod geschrieben hat, ist die Erfahrung des Verlusts ein immer wiederkehrendes Thema, besonders in der Gedichtsammlung „Dein Schweigen Meine Stimme" (1962), der in den ersten Jahren nach dem Tod ihres Mannes entstand, in ihrem 1968 veröffentlichten Tagebuch „Tage, Tage, Jahre", in ihrem Buch „Orte" (1973) und in dem Prosaband „Wohin denn ich" (1963), der beschreibt, wie Kaschnitz nach Jahren der Verlorenheit und Verlassenheit langsam wieder im Leben Fuß fasst. Es sind Texte, die den Prozess des Trauerns in all seinen Facetten widerspiegeln.

Trauernde sind innerlich oft ganz weit weg, obwohl sie äußerlich mitten unter uns sind. Zu Beginn ihres Buchs „Wohin denn ich" schreibt Kaschnitz, Jahre nach dem Tod ihres Mannes über die Zeit ihrer tiefen Trauer: „Eines Tages bin ich zurückgekommen, zurück woher, davon werde ich später sprechen, jetzt nur so viel sagen, dass ich fort war, lange und weit fort."[1] Trauernde sind innerlich manchmal weit fort, und sie sind es oft für lange Zeit. Sie sind nicht aus freien Stücken „fort", sie wären lieber da, wo sie waren, bevor der Tod alles veränderte, wären lieber in ihrem alten Leben, so wie früher. Aber dieses alte Leben existiert nicht mehr. Tod und Trauer haben sie auf diesen neuen, beschwerlichen, einsamen und oft langen Weg geschickt, den sie jetzt gehen müssen.

Unterscheidet sich die Trauer von Schriftstellern von der anderer Menschen? Überhaupt nicht. Sie können nur besser in Worte fassen, wo anderen die Stimme versagt. Kaschnitz selbst schreibt hierzu in ihren Aufzeichnungen „Tage, Tage, Jahre": „Hört mich, einen Menschen, nicht unähnlich euch selbst, empfindend, was ihr empfindet, erleidend, was ihr erleidet, vielleicht nicht einmal maßloser, nicht einmal heftiger als ihr, aber fähig auszusprechen, was ihr gerne aussprechen würdet, aber nicht auszusprechen wagt."[2]

Das Weiterleben unmittelbar nach dem Tod ihres Mannes war für Kaschnitz nicht mehr als schlichtes Überleben. Sie versuchte weiterzuleben, indem sie dem, was ihr widerfahren war, schreibend Gestalt gab. In dem Gedicht „Requiem" verlieh Kaschnitz ihrer Verlorenheit Ausdruck, schrieb zum Beispiel: „Und Trost ist nicht, da du mein Trost gewesen / Und Rat ist nicht, da du mein Rat gewesen / Und Liebe nicht, da ich um deinetwillen / Die Welt geliebt."[3]

Aus mehr als 30 Jahren der Zweisamkeit wurde sie nach dem Tod ihres Mannes in die Einsamkeit gestoßen. Nicht nur, dass der Partner fehlte, auch die gesellschaftliche Rolle der allein Zurückbleibenden war nun eine andere. Über das Witwendasein berichtet Kaschnitz, dass es als eine Art von Demütigung fast überall empfunden werde. In ihrem Buch „Tage, Tage, Jahre" schreibt sie hierzu: „Es scheint schon dem Überlebenden etwas Anrüchiges anzuhaften, etwas von üblem Lebenswillen und Lebenstrotz, zugleich auch etwas Verächtliches – sie hat ihren Mann verloren, wir haben unsere Männer noch, fahren zusammen ins Grüne, gehen zusammen durch die Straßen, das kommt doch nicht von ungefähr."[4] Witwen würden gestraft mit Vernachlässigung und gnadenhaften Einladungen. Ihr Verhalten werde von vielen als störend und sonderbar empfunden, da sie ununterbrochen von ihrem geliebten Toten sprächen. Witwen und Verheiratete, das gehe nicht zusammen, „schon weil Witwen so etwas sind wie ein ewiges Memento mori, weil man ihnen allerhand böse Wünsche zutraut, sei nur nicht so stolz auf den Herren Gatten, eines Tages bleibst du auch allein."[5]

Die Trauer stört, verstört, weil sie auch Unbeteiligte mit dem Tod konfrontiert, dem ausnahmslos alle entgegensehen. Eine gewisse Zeit wird Trauernden meist zugestanden, um wieder „normal" zu werden – aber nicht allzu viel davon. Auch Kaschnitz hat diese Ungeduld mit Trauernden erfahren. In ihrem Buch „Wohin denn ich" berichtet sie, dass sie bei ihren Freunden einen Widerwillen gegen ihr ewiges Trauern verspürt und fasst diesen Widerwillen in die Worte: „Schwarzvogel, Klagevogel, schweig endlich oder stimme andere Töne an. Tatsächlich scheint es auch für Gefühle ein insgeheim festgesetztes Maß zu geben, was darüber hinausgeht, wirkt abstoßend und wie eine Ungesundheit, die sich weder zum Genesen noch zum Sterben entschließen kann."[6]

Die guten Ratschläge von Freunden empfindet sie eher als Schläge denn als Rat. Die ständigen Aufforderungen, zu verreisen, einen ganz neuen Erdteil zu erkunden, etwas zu unternehmen, was sie von ihrem Verlust ablenkt und dergleichen Aufforderungen mehr - solche Briefe von Freunden, so Kaschnitz, habe sie nur mit Kopfschütteln lesen können. „Ich gehöre nicht zu den Witwen, die jedes Jahr ihre kleine Reise machen, nach Spanien, nach Kreta, im Hotelspeisesaal allein am Tischchen sitzen und abends noch ein paar Schritte spazieren, ebenfalls allein", schreibt sie in ihrem Buch „Orte", und ergänzt: „Schon der Gedanke an eine solche Unternehmung löst Panikstimmung in mir aus, ich sehe mich an winzigen Tischchen sitzen und aufspringen und schreien."[7] Im Jahr 1961 begab sich Kaschnitz erstmals wieder auf eine Lesereise durch Deutschland, unternahm auch eine Schiffsreise nach Südamerika, während der sie mit den Aufzeichnungen für ihr Buch „Wohin denn ich" begann. In ihrem Buch „Orte" berichtete sie später, dass sie während dieser Reisen noch nicht ganz bei sich gewesen sei, „geschweige denn bei der Welt da draußen, man begleitet die Toten ins Niemandsland, ein Stück des Wegs, ein großes Stück."[8]

Viele Trauernde finden es schmerzlich, wenn über den Menschen, den sie verloren haben, nicht mehr gesprochen wird. Wenn er totgeschwiegen wird, aus Verlegenheit oder aus falschem Taktgefühl. Wenn so getan wird, als ob er nie gelebt hätte. So ging es auch Marie Luise Kaschnitz. Sie empört sich über diese Haltung, und aus der Empörung heraus formuliert sie die Bitte: „Sagt doch etwas, sprecht über ihn, er kann doch für euch nicht ganz tot sein, wie oft hat er hier gesessen oder gestanden, die Hände in den Taschen, an eure Bücherwand gelehnt. Warum tut ihr so, als ob es ihn nie gegeben hätte, warum erkundigt ihr euch nicht, wie ich alleine zurechtkomme, ich komme niemals zurecht."[9]

Auch wenn ein Mensch tot ist, lebt er weiter – in der eigenen Erinnerung und in der Erinnerung anderer. Das Bild eines Menschen verschwindet nicht mit seiner sterblichen Hülle. Es bleibt gegenwärtig in allen Menschen, die ihm nahestanden. Aber wie lange? „Dass die Toten erst wirklich sterben, wenn die letzten, die sie noch gekannt haben, nicht mehr am Leben sind, war mir längst klar gewesen", schreibt Kaschnitz in ihrem Tagebuch „Tage, Tage, Jahre", „auch die furchtbare Härte, mit welcher zu diesem Zeitpunkt, also erst vielleicht fünfzig Jahre nach ihrem Tode, dann aber unwiederbringlich ihre Stimmen, Blicke, Bewegungen ausgelöscht werden."[10] Das Vergessen versucht Kaschnitz auch mit ihrem Schreiben aufzuhalten. Und hat doch gleichzeitig Angst davor, irgendwann selbst zu vergessen, was gewesen war, weil ihre Erinnerung Lücken aufweist, die größer werden und viele Details verlorengehen.

In ihrem Buch „Orte" schreibt Kaschnitz, dass sich ihre Trauer mit der Zeit gewandelt habe: „Nach zwei Jahren des Entsetzens herrschte eine Art Frieden."[11] Aber sie vermisse ihren Mann auch nach fünfzehn Jahren noch wie am ersten Tag. Sein Arbeitszimmer in der gemeinsamen Frankfurter Wohnung ließ sie weitgehend unberührt. Ins Theater zu gehen, ohne Begleitung, mache sie traurig, sich allein einen Film anzusehen sei der Gipfel der Melancholie. Aber sie höre oft Radio, aus Angst vor der Stille – sie höre nicht wirklich zu, sondern lasse die fremden Stimmen nur ihre Wohnung erfüllen, weil von ihnen eine Art Beruhigung ausgehe, ähnlich wie vom Fernsehen: „Ich lasse mir von den Fernseh-ansagern gute Nacht sagen."[12] Kaschnitz beklagt, dass das Bild ihres Mannes in ihr immer undeutlicher werde und sie auch den Klang seiner Stimme nicht mehr herstellen könne. Und sie spricht ihren toten Mann in ihrem Buch „Orte" direkt an: „Wie du warst, eigentlich, frage ich mich manchmal und möchte dein Wesen fassen, auch schildern, um nicht am Ende doch Wichtiges aus dem Gedächtnis zu verlieren. Auch, um dich weiterleben zu lassen, weil jetzt, ein Dutzend Jahre nach deinem Tod, bereits niemand mehr nach dir fragt, was mich erstaunt und betrübt."[13]

Kaschnitz kämpft an gegen das „fürchterliche Vergessen", unter dem Hinterbliebene leiden, gegen das langsame Verblassen der Erinnerung: „Kein Tag, an dem ich nicht an dich denke, ich lebe mit dir, das ist wahr. Aber, mit wem lebe ich, mit einem Schutzengel, mit einer Liebe, stumm, entsetzlich stumm."[14]

Da ist wieder dieser Widerspruch, den Kaschnitz aufzulösen versucht: Der tote Geliebte ist weiter in ihr lebendig, aber er bleibt stumm, und sie versucht trotzdem, die Kommunikation aufrecht-zuerhalten, das innere Zwiegespräch nicht abreißen zu lassen. Doch diese Art der Kommunikation, die sich manchmal von selbst ergibt, oft aber auch gar nicht gelingen will, wird schwieriger von Tag zu Tag, je weiter die Zeit voranschreitet. Weshalb Kaschnitz versucht, Dinge zu beschreiben, um ihren Mann zu halten, aufzu-halten und irgendwie zurückzuhalten in dieser Welt. Sie berichtet von der „kindischen Vorstellung", die sich in ihrem Kopf festge-setzt habe von den Seelen der Toten, die sich zuerst langsam, dann immer schneller von der Erde entfernen.

Die gemeinsame Basis einer wie auch immer gearteten Kom-munikation jedoch wird immer dünner und brüchiger – auch weil der Tote von den Veränderungen und jüngsten Entwicklungen des Weltgeschehens nichts mehr mitbekommt: „Der gescheite

Gestorbene ist dümmer als der dumme Lebendige, der mit neuen Nachrichten täglich gefüttert wird", schreibt Kaschnitz in ihrem Buch „Tage, Tage, Jahre". Die alltäglichen Fragen können nicht mehr gestellt werden, denn die Toten geben keine Auskunft, „es sei denn, auf die kindischste aller Fragen: Liebst du mich noch? Da dröhnt und hämmert die Antwort in den Nächten wie eine mediterrane Glocke: Ja, ja, ja, ich liebe dich, ich liebe dich noch. Dabei hätte man doch gelegentlich gern auch Ratschläge, zum Beispiel ich in meiner Lage, soll ich mich anklammern, mich und damit auch dich am Leben erhalten, oder loslassen?"[15]

Der Tod eines geliebten Menschen konfrontiert Hinterbliebene mit der Frage des Glaubens und der Hoffnung auf ein Wiedersehen nach dem eigenen Tod. Doch selbst wenn es ein solches Wiedersehen geben sollte, so bleibt dessen Form doch für den menschlichen Verstand unfassbar, weshalb Kaschnitz sich fragt: „Wenn ich sterbe, kann ich dich noch einholen, wie lange erkennst du mich noch, willst noch etwas wissen von mir, treffen wir uns womöglich erst im Unendlichen, wo nicht mehr die persönliche Liebe, sondern nur die Liebe an sich, als ein Teil des göttlichen Wesens, gilt?"[16]

Die Erinnerung pflegen, eine Verbindung aufrechterhalten – die Versuche, einer über den Tod hinaus fortwirkenden Beziehung Gestalt zu geben, unterscheiden sich von Mensch zu Mensch. In „Wohin denn ich" beschreibt Kaschnitz, mit welchen Ritualen andere ihrer Trauer Ausdruck geben, etwa durch das Aufstellen von Kerzen vor dem Bild eines Toten: „So stark mich dieser Liebes- und Erinnerungsdienst auch beeindruckte, ich hätte ihn doch schwer ausüben können, schon gar nicht vor deinem Bilde, ich hätte dich damit erst recht unter die Toten versetzt, wo du doch gar nicht hingehörst, wenigstens nicht, solange ich lebe und du in mir lebst."[17]

Immer wieder spricht Marie Luise Kaschnitz ihren Mann in ihren Texten persönlich an. Das Gespräch zwischen Lebenden und Toten – es bricht nicht ab. Die innere Nähe hält die Verbindung aufrecht. Was Kaschnitz sagt, ist: Solange ich noch da bin, bist auch du weiter da. Ich trage dich in mir, und ich trage dich weiter, solange ich selbst lebe. Das ist ein tröstlicher Gedanke, und es ist nicht nur ein Gedanke, sondern lebendige Erfahrung, weil viele Trauernde es genauso halten mit ihren geliebten Toten. Kaschnitz gestaltet diese Verbindung, die über den Tod hinaus bestehen bleibt, aktiv, ordnet ihrem toten Mann einen neuen Platz in ihrem Leben zu, schreibt an gegen das Vergessen, lässt durch das Schreiben die Entfernung zwischen ihr und ihm zusammenschrumpfen.

Kaschnitz' Gedichtband „Dein Schweigen Meine Stimme" bezeichnet Marlene Lohner in dem von ihr herausgegebenen Buch „Was willst du, du lebst. Trauer und Selbstfindung in Texten von Marie Luise Kaschnitz" als die „vielleicht ergreifendste ‚Witwenklage' der deutschen Literatur".[18] Sehr präzise berichtet Kaschnitz darin von der einschneidenden Erfahrung des Verlusts. In dem Gedicht „Einer von zweien" bringt sie zum Ausdruck, dass sie immer noch als Teil eines Paars gesehen werden möchte. Fast schon wie ein Gebet klingen die Verszeilen: „In meinem Gedächtnis wohnst du / Mein Leib ist dein Haus (...)/ Ihr sollt in mir sehen / Einen von zweien / Und hinter meinen Worten / Unruhig horchen / Auf die andere Stimme."[19]

Dahinter steht der Wunsch, dass alle in ihr auch den toten Partner noch sehen, seine Stimme weiter hören sollen. „Was ich bewahren wollte, war das Eins- und Doppelsein"[20], schreibt Kaschnitz, und in ihrem Gedicht „Dein Schweigen" wird dieses Denken Programm in den Versen: „Dein Schweigen / Meine Stimme / Dein Ruhen / Mein Gehen / Dein Allesvorüber / Mein Immernochda."[21] Es ist ein Aufeinander-Bezogen-Sein, auch über den Tod hinaus. Eine Nähe, die nicht mehr aufzuheben ist, wie Kaschnitz in „Wohin denn ich" schreibt: „Ich hatte mich von dir entfernt und war dir nähergekommen. Ich hatte dich mit jedem neuen Atemzug tiefer in mich hineingerissen und wusste, dass ich dich nicht mehr verlieren konnte."[22]

Immer wieder macht Kaschnitz die bleibende Nähe zwischen ihr und ihrem Mann zum Thema, schreibt über dessen geheimnisvolle Gegenwart, die sie mit Zuversicht erfüllt, über eine Stärkung, die sie erfährt, ohne klar ausdrücken zu können, worin genau diese Stärkung besteht. Die bleibende Nähe spürt sie besonders intensiv, wenn sie das Zimmer ihres Mannes aufsucht – einen Ort, der noch so stark von seinem Wesen erfüllt ist und die Realität des Todes Lügen zu strafen scheint. Sie sucht ihren Mann aber auch an anderen Orten: „Denn so viel war mir schon klar geworden, nämlich, dass ich dich immer noch suchte", schreibt Kaschnitz, „und wahrscheinlich würde ich es niemals ganz erlernen, weil du noch da warst, nicht auf der Erde, aber in der Welt, wie wir sie begreifen an weniger kurzsichtigen und schwerhörigen Tagen: als einen Ort der Lebendigen und der Toten."[23] So groß die Entfernung zwischen Lebenden und Toten auch sein mag: Kaschnitz hält die Verbindung zwischen sich und ihrem Mann mit Worten aufrecht.

4

Es gibt Bücher, die ihr Thema erst einmal umkreisen – wie ein Flugzeug, das lange Warteschleifen fliegt. Und es gibt solche, die ihr Ziel direkt ansteuern. Zu ihnen gehören die unter dem Titel „Über die Trauer" veröffentlichten Notizen von C. S. Lewis. Das

Buch beginnt mit folgenden Sätzen: „Niemand hat mir je gesagt, dass das Gefühl der Trauer so sehr dem Gefühl der Angst gleicht. Ich fürchte mich nicht, aber die Empfindung gleicht der Furcht. Das gleiche Flattern im Magen, die gleiche Unrast." Lewis schreibt weiter: „Zwischen mir und der Welt steht eine unsichtbare Wand. Es fällt mir schwer, zu verstehen, was die Leute sagen; oder vielleicht, es verstehen zu wollen. Es ist so belanglos. Und doch will ich Menschen um mich haben."[1]

Lewis' Buch „A Grief Observed" (auf deutsch: „Eine Trauer beobachtet") hat einen so nüchternen Titel, dass man meinen könnte, es sei eine abstrakte Abhandlung. Das ist es aber nicht, ganz im Gegenteil. Es ist ein sehr persönlicher Erfahrungsbericht, den Lewis nach dem Tod seiner Frau geschrieben hat. Er schildert darin seine Verzweiflung, seine Ratlosigkeit, seinen Ärger über wohlfeile und falsche Vertröstungen, seine Hilflosigkeit und sein Erschrecken über das Unbegreifliche. Es ist eines der aufrichtigsten Dokumente über den tiefen Schmerz des Verlusts. Vielleicht das beste und eindringlichste überhaupt.

C. S. Lewis wurde 1898 in Belfast geboren und starb 1963 in Oxford. Er lehrte als Professor für englische Literatur in Oxford und Cambridge. Neben literaturhistorischen veröffentlichte er auch religiöse Schriften wie etwa „Pardon, ich bin Christ", in denen er seinen Glauben gegen Skeptiker, Agnostiker und Atheisten verteidigte. Berühmt wurde er durch eine Serie von Kinderbüchern, die damals so populär waren wie ein halbes Jahrhundert später die Geschichten von Harry Potter: die Fantasy-Saga „Die Chroniken von Narnia".

Mit dem Tod machte Lewis sehr früh Bekanntschaft: Seine Mutter starb an Krebs, als er gerade neun Jahre alt war. Seine unbeschwerte, auf das Leben vertrauende Kindheit wurde durch diesen Tod abrupt beendet. Lewis schrieb später über diese traumatische

Erfahrung, mit dem Tod seiner Mutter sei alles gefestigte Glück, alles Ruhige und Verlässliche aus seinem Leben verschwunden. Im selben Jahr starben auch sein Großvater und sein Onkel; Lewis' Vater verfiel in eine Depression und schickte seinen Sohn in ein Internat nach England.

Seine Frau, die amerikanische Schriftstellerin Helen Joy Davidman, lernte Lewis erst spät kennen. Sie heirateten 1956. Kurz darauf erkrankte sie an Krebs. Nach einer Behandlung erholte sie sich, beiden blieben einige glückliche Jahre mit Reisen nach Irland, Griechenland und Italien. Aber die Krankheit kehrte zurück. Helen Joy Davidman starb im Juli 1960. Lewis' Aufzeichnungen über seine Trauer entstanden im ersten halben Jahr nach ihrem Tod. Mit seinem Buch wollte Lewis nicht belehren, er wollte es auch nicht als Ratgeber für andere verstanden wissen. Die Notizen waren ursprünglich nur für ihn selbst bestimmt und hatten einen ganz anderen Zweck: Lewis schrieb sich nach dem Tod seiner Frau den Schmerz von der Seele, um nicht an sich und der Welt verrückt zu werden. Die 1961 erschienenen Aufzeichnungen verstand er als „Waffe gegen einen völligen Zusammenbruch".[2] Die Erstausgabe des Buches veröffentlichte er – wohl aus Selbstschutz – unter einem Pseudonym. Erst nach seinem Tod erschien „A Grief Observed" 1964 dann unter dem Namen des Verfassers. Das Buch wurde bis heute immer wieder neu aufgelegt, die Geschichte über Liebe und Tod wurde 1993 von Richard Attenborough unter dem Titel „Shadowlands" mit Anthony Hopkins in der Hauptrolle verfilmt.

Die Trauer kommt über Lewis wie ein plötzlicher Sturm, und er weiß nicht, wo er Schutz finden könnte. Lewis erkennt sich selbst nicht mehr wieder. Die Trauer nach dem Tod seiner Frau hat alles verändert. Das ganze Leben, seine gesamte Wahrnehmung der Außenwelt, ist von Grund auf anders. Was früher Bedeutung hat-

te, hat jetzt keine mehr. Wo einst Wege waren, sind jetzt Sackgassen. Über allem liegt ein Schatten. „Ich höre eine Uhr schlagen, und irgendetwas, was dem Klang bisher immer eigen war,
fehlt. Was ist los mit der Welt, was macht sie so flach, so schäbig
und so zerschlissen? Dann fällt es mir ein"[3], schreibt Lewis. Im
Schmerz gefangen, wagt er den Blick in die Zukunft und schreibt:
„Die Qualen, die wilden Augenblicke um Mitternacht, müssen ge-
mäß dem Gang der Natur abflauen. Was aber folgt? Einfach diese
Apathie, diese fühllose Stumpfheit? Wird eine Zeit kommen, wo
ich gar nicht mehr frage, warum die Welt einer ärmlichen Straße
gleicht, weil ich das Elend als normal hinnehme?"[4]

Wer trauert, kehrt der Welt innerlich den Rücken. Angesichts
des Todes eines geliebten Menschen wird fast alles andere bedeutungslos. Lewis sucht seine Frau, aber er kann sie nicht finden. Er
fragt sich: Wo ist sie jetzt? „Freundliche Menschen sagen mir: Sie
ist bei Gott. In einem bestimmten Sinn ist das allerdings sicher.
Wie Gott ist sie mir unbegreiflich und unvorstellbar"[5], schreibt Lewis. Den Hinweis, dass die Toten in unserem Gedächtnis weiterleben, weist er als erbärmliche Heuchelei ärgerlich zurück und stellt
klar: „Leben? Gerade das wird sie nicht!"[6]

Als fühlender Mensch ist Lewis tief verwundet, als denkender
und handelnder Mensch hat er die Orientierung verloren. Ihm
wird bewusst, wie sehr seine Gedanken, Gefühle und Handlungen
seine Frau im Blick hatten. Nun sind sie ihres Zieles beraubt. He-
lens Abwesenheit überschattet alles. Seinen Körper, der ihre Nähe
und Berührungen gewohnt war, empfindet Lewis nur noch als ver-
lassenes und leer stehendes Haus.

Lewis erfährt die doppelte Einsamkeit von Trauernden. Er
spürt, dass er in der Öffentlichkeit Verlegenheit auslöst, vielen seiner Mitmenschen fast schon als Zumutung erscheint: „So oft ich
einem glücklich verheirateten Paar begegne, kann ich spüren, wie

sie denken: Einem von uns beiden geht es eines Tages wie ihm."[7]
Viele überlegen, ob sie „es" erwähnen sollen oder nicht. In seiner
Verbitterung denkt Lewis darüber nach, ob es nicht besser wäre,
Trauernde wie Aussätzige in besonderen Siedlungen zu isolieren.

Lewis geht mit der Welt und sich selbst ins Gericht. Er schreibt:
„Aus der Art, wie ich rede, muss jeder den Eindruck bekommen,
H.'s Tod sei hauptsächlich wegen seiner Wirkung auf mich von
Belang. Sie selbst scheint ganz in Vergessenheit zu geraten."[8] Er
kritisiert sein Selbstmitleid und fragt sich: Was würde sie von ihm
erwarten? Was würde sie sich wünschen? Gewiss nicht, dass er im
Selbstmitleid versinkt, sich nur noch mit seiner Trauer beschäftigt
und sie auf diese Weise vertieft. Lewis stellt eine Tendenz hierzu
bei sich fest, die er selbstkritisch bloßlegt: „Wir wollen uns beweisen, dass wir Liebende großen Stils sind, tragische Helden, dass
wir im riesigen Heer der Trauernden nicht zum einfachen Fußvolk
gehören"[9], schreibt er. Lewis will nicht diesem Ritual des Kummers verfallen, zu dem, wie er schreibt, neben dem Gang zum
Friedhof auch die Angewohnheit gehöre, die Kleider von Toten
aufzubewahren und in ihrem Zimmer nichts zu verändern.

Er wehrt sich gegen diese Art von „Mumifizierung", weil sie die
Toten noch viel toter mache, erinnert sich stattdessen an das lebendige Wesen seiner Frau und beschließt, sich ihr so oft wie möglich in froher Stimmung zuzuwenden. „Ein bewundernswürdiges
Programm", schreibt er, nur leider nicht durchführbar, da die
harte Realität seine guten Vorsätze durchkreuzt: „Heute Abend ist
wieder die ganze Hölle frischer Trauer los: die rasenden Worte, der
bittere Groll, das Flattern im Magen, der Alptraum vom Nichts,
das Suhlen in Tränen."[10]

Der Weg der Trauer folgt keiner geraden Linie. Lewis fragt sich,
ob er sich im Kreis bewegt oder ob es eine Spirale ist, die ihn weiterführt, irgendwohin. Dann kommt ihm die Trauer plötzlich wie

ein langes, gewundenes Tal vor, in dem jede Biegung des Wegs eine ihm vollkommen neue Landschaft erschließt: „Man steht vor genau der gleichen Landschaft, die man kilometerweit hinter sich glaubte. Dann fragt man sich, ob das Tal nicht ein Graben sei, der im Kreis führt."[11] Die Verzweiflung ist nicht permanent da. Doch sie kommt immer wieder. Lewis vergleicht die Trauer mit einem „kreisenden Bomber, der seine Bomben abwirft, sooft er sein Angriffsziel überfliegt."[12]

Es sind sprachgewaltige Bilder, mit denen Lewis seinen Schmerz, die Empfindung eines Trauernden, in Worte kleidet. Auch mit seiner Wut auf Gott setzt er sich als überzeugter Christ auseinander und schreibt: „Wenn Gottes Güte zulässt, uns weh zu tun, dann ist entweder Gott nicht gut, oder es gibt keinen Gott. Denn im einzigen Leben, das uns bekannt ist, übertrifft sein Wehtun unsere schlimmsten Befürchtungen und alles Vorstellbare."[13]

Der Tod eines geliebten Menschen stürzt Hinterbliebene nicht nur in Trauer. Manchmal stellt er auch das eigene Leben, das eigene Denken infrage. So erging es auch Lewis. Sein Verlust ließ ihn an seinem Glauben, an der Existenz eines guten Gottes zweifeln. Er unterstellt Gott sogar, Freude am Leid seiner Geschöpfe zu empfinden, oder zumindest, nicht an ihrem Leiden interessiert zu sein. Er kommt sich vor wie einer, der an Gottes Haustür klopft und schreit und um Trost bettelt und in seiner Not vergeblich darauf wartet, dass sich die Tür öffnet: „Eine Tür, die man dir vor der Nase zuschlägt, und von drinnen das Geräusch doppelten Riegelns. Danach Stille."[14]

Von Gott eine Antwort auf die Frage nach seinem Leid fordernd, sieht er sich nur mit Schweigen konfrontiert. Diese Wahrnehmung ändert sich später. Gott antwortet nicht. Als gläubiger Christ glaubt Lewis aber so etwas wie einen stummen Blick Gottes wahrzunehmen, der voller Mitgefühl auf ihm ruht. Lewis deutet dieses Schweigen nicht als Verweigerung einer Antwort, sondern als Zurückstellung der Frage – einer Frage, auf die es keine Antwort geben kann, weil sie falsch gestellt ist. „Vermag denn ein Sterblicher Fragen zu stellen, die Gott nicht beantworten kann? Sehr leicht", schreibt Lewis. „Auf alle sinnlosen Fragen gibt es keine Antwort. Wie viele Stunden hat ein Kilometer? Ist Gelb rund oder viereckig? Die Hälfte aller Fragen, die wir stellen – die Hälfte unserer großen theologischen und metaphysischen Probleme –, ist wahrscheinlich von dieser Art".[15]

Der Schmerz der Trauer ist wild und verstörend – aber er wandelt sich mit der Zeit. Irgendwann ist Lewis – diese Entwicklung zeigt sein Buch auf – wieder bereit und fähig, Licht zu erkennen, wo vorher nur Finsternis war. Er findet zu Gott zurück und seinen auf die Probe gestellten Glauben wieder. Und er findet anstelle der permanenten Klage eine neue Form, mit seiner Frau zu kommunizieren, ihre Nähe zu spüren, oft sogar ein vollkommenes und frohes Einvernehmen mit ihr, und fragt sich: „Könnte dieses Einvernehmen die Liebe selbst sein"?[16]

„Über die Trauer" ist kein Trostbuch im herkömmlichen Sinn. Vielleicht vermag es gerade deshalb Trost zu spenden. Weil es in seiner schonungslosen Offenheit vielen Trauernden aus der Seele spricht. Weil sie es in der Gewissheit lesen können, nicht alleine durch diese schmerzliche Erfahrung gehen zu müssen. Und weil es glaubhaft zum Ausdruck bringt, dass absolute Hoffnungslosigkeit und Verzweiflung nicht von Dauer sind.

5

Bücher wie Friedrich Rückerts „Kindertodtenlieder" oder C. S. Lewis' „A Grief Observed" (Über die Trauer) zählen zu den Klassikern der Trauerliteratur. Zu Recht, denn sie bringen die Erfahrung des Verlusts auf so unmittelbare und sprachmächtige Weise zum Ausdruck, dass sie auch nach mehr als 50 oder – wie im Fall Rückert – fast 200 Jahren nichts von ihrer Wirkung eingebüßt haben. Es gibt darüber hinaus weitere Bücher, die – inhaltlich und sprachlich – ebenfalls aus der Reihe der Veröffentlichungen zum Thema herausragen, jedoch fast schon vergessen sind. Zu Unrecht. Zu ihnen zählt Anne Philipes autobiografische Erzählung „Nur einen Seufzer lang" aus dem Jahr 1963. Philipe wurde in Brüssel geboren und arbeitete als Journalistin in Frankreich. Sie war mit dem französischen Schauspieler Gerard Philipe verheiratet, der 1959 im Alter von 37 Jahren an Krebs starb. In ihrem Buch beschreibt Philipe das Sterben ihres Mannes und die Zeit ihrer Trauer.

Es gibt unterschiedliche Gründe dafür, sich mit dem Tod eines geliebten Menschen und der eigenen Trauer schreibend auseinanderzusetzen. Friedrich Rückert, dessen „Kindertodtenlieder" erst nach seinem Tod veröffentlicht wurden, schrieb sich in diesen Gedichten nach dem Tod zweier seiner Kinder seinen Schmerz von der Seele. C. S. Lewis, der seine Trauer nach dem Tod seiner Frau wie unter dem Mikroskop sezierte, sah sich als gläubiger Christ zu einer Überprüfung seines Verhältnisses zu Gott, das durch seinen Verlust schwer erschüttert worden war, gezwungen. Ein wichtiger Antrieb für Anne Philipe, dieses Buch zu schreiben, war wohl die Aufarbeitung eines Konflikts, der sie über den Tod ihres Mannes hinaus begleitete: Nach einer Operation teilten ihr die Ärzte mit, dass er nicht mehr lange leben werde. Sie sagte ihm nichts davon – aus Angst, und um ihn zu schützen. Drei Wochen später war er tot.

Die Schauspielerei war eigentlich die Domäne ihres Mannes, in Filmen wie auf Theaterbühnen. Nun sah sich Anne Philipe selbst in diese Rolle gedrängt. Theaterspielen im Angesicht des Todes. „Selbst wenn du schliefst, wagte ich nicht, dich mit der Verzweiflung, dem Wahnsinn anzusehen, von denen ich besessen war", schreibt sie. „Ich zwang meinen Blick zur Ruhe, probte vor dir, dem Bewusstlosen, die Komödie, die ich dir vorspielen würde und die alles war, was mir von unserem gemeinsamen Leben blieb."[1] Die Ärzte sagten Gerard Philipe nicht, wie es um ihn steht. Sie sagten es nur seiner Frau – und ließen sie mit diesem Wissen allein. Anne Philipe hatte nicht die Kraft, mit ihrem Mann darüber zu sprechen. Sie konnte es ja selbst kaum glauben. Der Satz „Ich muss dir etwas sagen" – oft hatte sie sich vorgenommen, ihn auszusprechen. Aber der Satz, er fiel nicht.

Es ist die Aufarbeitung dieses Konflikts, die sich durch das gesamte Buch zieht, in dem Philipe Rechenschaft abzulegen versucht vor sich, vor ihrem Mann, den sie immer wieder direkt anspricht, als wäre er noch da. „Wenn ich gewusst hätte", schreibt sie, „dass auch nur die geringste Aussicht bestünde, dich zu retten, dann hätten wir darüber gesprochen, wir hätten das Unmögliche versucht, und vielleicht hätten wir gewonnen?"[2] Aber die Aussicht bestand nicht. Es gebe nicht die geringste Hoffnung, hatten die Ärzte gesagt. Philipe schwieg, um ihren Mann zu schützen, ihn nicht mit der Hoffnungslosigkeit zu konfrontieren, oder zumindest noch nicht. Wenn sie selbst in ähnlicher Situation vor die Wahl zwischen Wissen und Nichtwissen gestellt worden wäre, bekennt Philipe, hätte sie sich immer für das Wissen entschieden. Ihr Mann hatte diese Wahl nicht, und sie selbst, die ihn hätte aufklären können, ließ ihn über seine Situation im Unklaren. „Ich verlangte, dass man sich auf eine bestimmte Weise zu mir verhielt, und dir gegenüber verhielt ich mich anders", erkennt Philipe im Nachhinein. „Ich zerstörte unsere Gleichheit, ich wurde zur Beschützerin."[3] Eine Entscheidung, die nicht mehr rückgängig zu machen ist. Eine Entscheidung aber auch, die aus Liebe getroffen wurde, um dem Kranken nicht alle Hoffnung zu rauben, ihn glücklich zu sehen. Denn vor allem ein Gedanke war es, der Philipes Handeln bestimmte: Er soll nicht leiden. Und daraus folgte: Er soll nicht wissen.

Den Partner zu entlasten, ihm die Ausweglosigkeit der Situation zu verschweigen, bedeutet, die ganze Last auf die eigenen Schultern zu nehmen. Die Furcht vor dem absehbaren Ende. Der Aufenthalt in einem selbst gebauten Gefängnis, der fast wahnsinnig macht. In vielen Bildern und Reflexionen gibt Philipe diesem Zustand der Einsamkeit und Isolierung Ausdruck. „Ich durchschritt das Universum unserer Wohnung Zimmer für Zimmer, wie in New York oder Paris ein Mensch umherlaufen könnte, der als einziger vom bevorstehenden Ende der Welt weiß. Das Ende der Welt: dein Tod. Und gleichzeitig empfand ich, wie unberührt die Welt ohne dich weitergehen würde."[4] Eine unsichtbare Kluft tat sich auf zwischen ihr und ihrem Mann, zwischen ihr und der Welt, die ihr fremd geworden war. Philipe berichtet, wie sie ihrem Mann zulächelt, wie sie dann ans Fenster tritt und die Häuser betrachtet, die Autos und Passanten, aber quasi durch sie hindurchsieht und überall nur liest: Er wird sterben.

Die Zeit der Trauer beginnt in einer solchen Konstellation bereits vor dem Tod. Das gesamte Leben gleicht einem Aufenthalt im Wartezimmer des Todes. Es gibt keine Hoffnung. Es gibt kein Entrinnen. Das Ende ist nur eine Frage der Zeit. Und doch gibt es auf der Skala des Leids noch Steigerungsmöglichkeiten – dann, wenn der Tod wirklich eingetreten ist. „Der Tod hatte dein Gesicht, ich habe ihm also ins Antlitz gesehen", schreibt Philipe. „Der Abschied von einem Toten ist etwas Unvorstellbares, wenn man ihn nicht selbst erlebt hat – er lässt sich nicht beschreiben. Der Verstand steht still, wenn er an die Grenzen des Entsetzens stößt; doch erst da fängt alles an."[5]

Es sind Sätze wie diese, die das Buch auszeichnen, ihm sein eigenes Gepräge geben. Sätze, die das Unsagbare umkreisen, irgendwo auf dem Weg ins Zentrum des Schmerzes stehenbleiben und - obwohl vieles ungesagt bleibt – die Dimension des Verlusts erahnen lassen. Einfache, klare Sätze, die sehr aussagekräftige Bilder entstehen lassen. „Wenn ich abends weggehe, lasse ich die Lampe brennen", schreibt Philipe. „Bei meiner Rückkehr sehe ich ihren Schimmer hinter den Vorhängen, und ich lächle über meine wirkungslosen Listen, denn sobald ich die Tür aufstoße, schlägt mir die Einsamkeit mitten ins Gesicht."[6] Es sind Details wie diese, in denen das Wesen der Trauer greifbar wird – die Macht der Gefühle und die Zwecklosigkeit des Versuchs, sich gegen sie zu stellen.

Es gibt ein berühmtes Gemälde aus dem 16. Jahrhundert, das vermutlich von Pieter Bruegel dem Älteren stammt mit dem Titel „Landschaft mit dem Sturz des Ikarus". Es zeigt einen pflügenden Bauern im Vordergrund und ganz klein am Himmel die mythologische Figur des Ikarus, der gerade seinem Tod entgegenstürzt. Das Bild wurde verschieden interpretiert. Philipe meint, es zeige nicht den Egoismus des Pflügenden, dem die Not in seiner unmittelbaren Umgebung gleichgültig ist, sondern das selbstverständliche Nebeneinander von Leben und Tod in dieser Welt. Der pflügende Bauer zieht seine Furche, während Ikarus umkommt. Vermutlich weiß er nicht einmal, dass gerade ein Mensch stirbt. Das Leben muss weitergehen, das Korn gesät werden, während andere sterben. „Wir alle gleichen diesem Pflügenden. Sooft man aus dem Haus geht, kommt man, ohne es zu wissen, an einem Verzweifelten, einem Leidenden vorbei. Die flehenden Blicke, das Elend von Leib oder Seele sieht man nicht", bemerkt Philipe und ergänzt: „Wir waren Ikarus gewesen. Draußen ging die Welt weiter."[7] Anne Philipes Buch über ihre Trauer geht weit über die Schilderung ihrer persönlichen Wahrnehmung hinaus. Es beschäftigt sich, von der Erschütterung des eigenen Lebens ausgehend, mit Liebe und Tod und dem Leid als Grundkonstante menschlicher Erfahrung. Es ist ein Gespräch mit sich selbst, aber auch eine Art Dialog mit ihrem Mann, den Philipe immer wieder persönlich anspricht, um die Verbindung aufrechtzuerhalten und in der Hoffnung, vielleicht Antworten auf Fragen zu erhalten, die sie quälen. „Ich für mein Teil musste auf den Grund dessen sinken, was man Verzweiflung nennt, um einen gewissen Einklang mit mir selbst zu wahren", schreibt Philipe. „Um diesen Einklang zu finden, musste ich die höllische Bahn durchlaufen, auf die dein Tod mich geworfen hatte, durfte nicht versuchen, mich zu betäuben, nichts im Dunkeln lassen, vor nichts ausweichen, musste das Unglück bejahen, wie ich die Freude angenommen hatte."[8] Dem Tod hat Anne Philipe ins Gesicht gesehen. Mit ihrer Trauer wollte sie es genauso halten.

Anders als der Titel vermuten lässt, ist „Nur einen Seufzer lang" kein weinerliches Abschiedsbuch, sondern ein Dokument schonungsloser Selbsterforschung, das der Erfahrung der Trauer wortgewaltig Ausdruck gibt. „Ich weiß, dass die Erde gebebt hat, der Riss ist da, er gehört zu meiner Biografie, ich kenne ihn, aber ich möchte, dass er zu bluten aufhört"[9], schreibt Philipe. Sie spricht aber auch vom Wunsch, dass das Leben weitergeht. Und es geht weiter – so wie in dem Gemälde, das den Sturz des Ikarus zeigt. Philipes Welt ist aus dem Gleichgewicht, aber sie bemüht sich, einen Ort zu finden, an den sie gehört.

Die Liebe verursacht den Schmerz der Trauer, aber sie kann auch eine gewisse Gelassenheit dem Tod gegenüber hervorrufen. In Philipes Fall tut sie dies nicht durch die Vorstellung eines Weiterlebens oder Wiedersehens nach dem Tod, weil sie daran nicht glaubt. Sondern auf andere Weise. „Du warst meine schönste Bindung an das Leben", schreibt Philipe, ihren toten Mann ansprechend. „Du bist meine Erkenntnis des Todes geworden. Wenn er kommt, werde ich nicht das Gefühl haben, wieder mit dir vereinigt zu sein, sondern das Gefühl, einen mir von dir her vertrauten Weg zu gehen."[10]

6

Der Abschied von einem geliebten Menschen beginnt manchmal schon vor der Trennung durch den Tod. John Bayley, wie C. S. Lewis Schriftsteller und Professor in Oxford, war mit der englischen Schriftstellerin Iris Murdoch verheiratet. Bayley und Murdoch lernten sich 1953 kennen. Mehr als 40 Jahre lang waren sie ein Paar. Die letzten Jahre waren sehr schwierig. Iris Murdoch erkrankte 1995 an Alzheimer, 1999 starb sie.

In den vier Jahren ihrer Krankheit veränderte sie sich stark: Die preisgekrönte Autorin konnte keine zusammenhängenden Sätze mehr bilden und redete, wenn überhaupt, nur noch wirr. Die einst scharfsinnige Denkerin murmelte kindischen Unsinn und freute sich, wenn sie im Fernsehen Sendungen für Kleinkinder wie die „Teletubbies" anschaute. Eine Kommunikation mit ihr war eigentlich nicht mehr möglich, nur noch ein Zusammensein. John Bayley hat seine Frau in dieser Zeit gepflegt und blieb so etwas wie ihr

Anker in der Welt, als ihr Weg sie immer tiefer in die Dunkelheit und geistige Umnachtung führte. Kaum noch etwas erinnerte an die Person, die seine Frau einmal gewesen war. Sie war zwar körperlich anwesend, geistig aber auf einer Reise, die sie immer weiter wegführte von ihm und der Welt um sie herum.

In dieser Zeit schrieb Bayley – um festzuhalten, was war, was ist – ein Buch über seine Frau, über sein Leben mit ihr und über den Alltag mit der Alzheimerschen Krankheit. „Elegie für Iris" (1999) – es wurde unter dem Titel „Iris" auch fürs Kino verfilmt – ist ein Dokument der Liebe, die sich gegen alle Widerstände behauptet. In diesem Erinnerungsbuch fügt Bayley aus Rückblenden und Reflexionen ein Gesamtbild des Lebens von Iris Murdoch zusammen, legt Rechenschaft ab über die gemeinsame Zeit, über all das, was sie als Mann und Frau verbunden hat – und was davon übriggeblieben ist. Was Alleinsein bedeutet, erfuhr Bayley schon in der Zeit der Krankheit seiner Frau. Dann starb Iris Murdoch, und John Bayley war nun wirklich allein.

In seinem Buch „Das Haus des Witwers" (2001) beschreibt er seine Trauer und die ungewohnte Leere im Haus. Er verlor nicht nur seine Frau, er verlor auch sich selbst, wie er schreibt: „In mein altes Selbst konnte ich nicht mehr zurückflüchten, weil es mein altes Selbst nicht mehr gab. Wenn man verwitwet ist, hat man nicht nur seinen geliebten Partner verloren, sondern auch viel von sich selbst."[1]

Wie viele Trauernde stellte sich auch Bayley die Frage: Wer bin ich jetzt? Wo ist mein Platz in der Welt? Habe ich überhaupt noch einen Platz? „Ich war früher ein anderer Mensch gewesen", schreibt er, „der Mensch, der 40 Jahre lang mit Iris gelebt hatte, der so ganz anders als sie gewesen war und so separat, dabei aber doch so vollständig ein Teil von dem, was sie gewesen war, was wir beide zusammen gewesen waren."[2] Nach dem Tod von Iris spürt

Bayley, dass er nicht mehr der sein konnte, der er gewesen war, weil er sich als Teil eines Ganzen definiert hatte, das nun auseinandergebrochen war. Ihm wird jeden Tag aufs Neue klar, dass ihm der Tod nicht nur seine Frau, sondern auch sein eigenes Selbst genommen hat: „Ich war mir über mein altes Selbst völlig im Klaren, aber nur als einer geschichtlichen Tatsache, die nichts mit dem zu tun hatte, was ich allem Anschein nach geworden war."[3]

Bayley beobachtet seine Trauer, berichtet von der Mutlosigkeit, die ihn überfiel. Von Wutanfällen. Von Tränen. Und von der Erwartung der Gesellschaft, die Trauernde erfüllen sollen. Er schreibt: „Beim Lesen eines Kondolenzbriefs, dessen Schreiber imstande gewesen war, echtes Mitgefühl auszudrücken statt sich auf konventionelle Worte des Beileids wie ‚in dieser schweren Zeit sind wir in Gedanken bei Ihnen' zu beschränken, schossen mir plötzlich Tränen in die Augen und mein Gesicht verzog sich wie das eines enttäuschten Babys. Solche Symptome der Trauer waren in der Öffentlichkeit eisern zu unterdrücken und durch eine auf das korrekte Maß reduzierte, beherrschte Traurigkeit zu ersetzen"[4], stellt er – die Erwartungen referierend, die er weder erfüllen kann noch will – bitter fest.

Das Leben begreift Bayley nicht mehr als geschenkte Zeit, sondern als ihm aufgezwungene Zeit, die er gar nicht haben will. „Leben ist Arbeit, schwere, scheußliche Arbeit. Nicht, als Iris noch da war. Da war die Welt sinnvoll. Da hatte ich Vertrauen zu ihr. Iris war Glaube und Vertrauen. Und Sicherheit."[5] Diese Sicherheit ist verlorengegangen.

Bayley vergleicht sich mit anderen, weil er anfangs glaubt, alle Witwer müssten die gleichen Symptome an den Tag legen, so wie Patienten, die an der gleichen Krankheit leiden. Aber er stellt fest, dass das nicht stimmt, denn wie bei den meisten Dingen im Leben sei es unmöglich, genau zu wissen, wie andere den Verlust eines geliebten Menschen erfahren: „Jede Erfahrung ist etwas Persönliches, egal, wie universal sie ist."[6]

Nach einem Jahr bemerkt Bayley, wie sich seine Trauer langsam verändert, wie die Anfälle von Kummer, die früher mit der Plötzlichkeit von Zahnschmerzen gekommen waren, immer öfter ausbleiben. Irgendwann fängt er an, wieder zu verreisen, verbringt eine Zeit im Haus einer Freundin auf Lanzarote, kann langsam wieder den Blick in die Zukunft richten.

Das Schreiben hilft, mit der Toten in Verbindung zu bleiben, erkennt Bayley und stellt fest, dass für die Hinterbliebenen die Erinnerung zu einer Leidenschaft werde, wachse und ein eigenes Leben entfalte: „Für den Trauernden ist die Erinnerung eine genauso besitzergreifende Leidenschaft wie es einmal die Liebe war."[7] Die Erinnerung, die Bayley pflegt, auch in seinen beiden Büchern „Elegie für Iris" und „Das Haus des Witwers", versöhnt ihn letztlich mit dem Verlust und lässt ihn in dem Gefühl weiterleben, dass seine Frau auf andere Weise noch immer da ist.

7

Ganz anders ist die Erfahrung, die die amerikanische Journalistin und Schriftstellerin Joan Didion nach dem Tod ihres Mannes gemacht hat. John Gregory Dunne, mit dem Didion 40 Jahre lang verheiratet war, starb während des gemeinsamen Abendessens an einem Herzinfarkt. Didions Buch „Das Jahr magischen Denkens" (2005) beginnt mit folgenden Worten: „Das Leben ändert sich schnell. Das Leben ändert sich in einem Augenblick. Man setzt sich zum Abendessen, und das Leben, das man kennt, hört auf."[1]

Das sind die ersten Zeilen von 250 Seiten der Selbsterforschung, des Versuchs, die Unfassbarkeit des Todes des Partners und seine Auswirkungen auf das eigene Leben zu begreifen. Didion war lange nicht fähig, den Tod ihres Mannes zu akzeptieren. Der irrationale Glaube, er könne zurückkommen und alles sei nur ein Alptraum, ein schreckliches Missverständnis, überfiel sie immer wieder. „Es gab eine Ebene, auf der ich glaubte, dass das, was passiert war, rückgängig gemacht werden konnte", schreibt sie: „So begann mein Jahr magischen Denkens."[2]

Joan Didion war 69 Jahre alt, als ihr Mann starb. Obwohl in ihrem Innersten erschüttert, nähert sie sich den Themen Tod und Trauer nüchtern und sachlich, fast wie eine Kriminalbeamtin, die am Tatort ermittelt, Beweise und Indizien sammelt und sich ein Gesamtbild zu schaffen versucht, um einen Fall zu klären. Didion schafft schreibend Distanz zum Gegenstand ihrer Betrachtung, nimmt eine Beobachterposition ein, lässt sich nicht ablenken, nicht von Konventionen und auch nicht von ihrer eigenen Trauer. So erklärt es sich auch, es musste zwangsläufig so sein, dass „Das Jahr magischen Denkens" nicht nur ein Buch über ihre Trauer wurde, sondern in noch viel stärkerem Maße ein Buch über die Trauer überhaupt. Didion will ein Phänomen erklären, oder wenigstens seine Auswirkungen und möglichen Folgen beschreiben – mit den Methoden der Logik und der Kraft ihres kritischen Verstands. So wie in ihren Essays und Reportagen aus den 1960er und 1970er Jahren, die sie zu einer der bekanntesten Intellektuellen der Vereinigten Staaten gemacht haben: Texte, die gesellschaftliche Umwälzungen beschrieben und später in Bücher Didions wie „Das Weiße Album. Eine kalifornische Geisterbeschwörung" oder „Im Land Gottes. Wie Amerika wurde, was es ist" Eingang fanden.

Nun also die Umwälzung des Lebens durch die Trauer. Schonungslos analysiert Didion, wie die Trauer ihr Denken und Fühlen verändert. Sie schreibt: „Leid, so stellt sich heraus, ist ein Ort, den niemand von uns kennt, solange wir nicht dort sind. Wir ahnen (wir wissen): Jemand, der uns nah ist, könnte sterben. (...) Wir mögen damit rechnen, schockiert zu sein, sollte der Tod plötzlich eintreten. (...) Wir mögen damit rechnen, dass wir niedergeschmettert sind, untröstlich, verrückt angesichts des Verlusts. Aber wir rechnen nicht damit, dass wir wortwörtlich verrückt sind, Leute, die (...) glauben, dass ihr Ehemann zurückkommt und dann seine Schuhe braucht."[3] Magisches Denken.

Didion beschreibt Symptome der Trauer, die sie an sich selbst feststellt – körperliche wie seelische. Symptome wie Angst, Schlafstörungen, Atemnot, die irrationale Wahrnehmung der Außenwelt, die Auflösung des eigenen Selbst. Sie beschäftigt sich mit Selbsterfahrungsberichten anderer, die einen geliebten Menschen verloren haben, liest medizinische Studien, soziologische Untersuchungen und weitere Fachliteratur, um die eigene Situation besser einordnen zu können und die Kontrolle über ihr aus den Fugen geratenes Leben zurückzugewinnen.

Wie verändert die Trauer den eigenen Blick auf die Welt? Didion, die selbst die Erfahrung des Leids gemacht hat, bemerkt die Symptome jetzt auch bei anderen Menschen, die erst vor kurzer Zeit jemanden verloren haben, denn sie zeigen, wie sie feststellt, einen bestimmten Ausdruck, der wahrscheinlich nur für die wahrnehmbar ist, die diesen Ausdruck schon auf ihrem eigenen Gesicht gesehen haben: „Es ist ein Ausdruck extremer Verletzlichkeit, Nacktheit, alles ist sichtbar. (...) Menschen, die jemanden verloren haben, sehen nackt aus, weil sie sich selbst für unsichtbar halten."[4]

Wo endet das Leid? Wo beginnt das Selbstmitleid? Kann man das überhaupt trennen? Diese Frage beschäftigt Didion immer wieder. Für Trauernde sei Selbstmitleid ein großes Thema, schreibt sie: „Es beunruhigt uns, wir fürchten es, wir geißeln unser

Denken für jedes seiner Zeichen."[5] Sichtbares Trauern erinnere an den Tod, es werde als Unvermögen empfunden, die Situation zu meistern, das Bedrohliche werde von einer zum Vergnügen verdammten Gesellschaft abgewehrt.

Didion unterscheidet nicht nur zwischen Leid und Selbstmitleid, sondern auch zwischen Leid und Trauer. Zu dem Zeitpunkt nämlich, als ihr Mann starb, lag ihre Tochter auf der Intensivstation und kämpfte ums Überleben. Didion konnte gar nicht richtig trauern, weil die Sorge um ihre Tochter im Vordergrund stand: Sie sei daher nur in der Lage gewesen, zu leiden, nicht aber zu trauern. „Leid war passiv. Leid geschah. Trauer, die Auseinandersetzung mit Leid, verlangte Aufmerksamkeit"[6], unterscheidet sie.

Durch den Tod eines geliebten Menschen geht auch ein Stück von einem selbst verloren. Man fühlt sich unvollständig. Es gibt keine Gespräche mehr. Selbst an durchschnittlichen Tagen sei ihr unzählige Male etwas eingefallen, worüber sie sich dann mit ihrem Mann unterhielt. „Dieser Impuls hörte mit seinem Tod nicht auf", stellt sie fest: „Was aufhörte, war die Möglichkeit, eine Antwort zu bekommen."[7] Didion stößt auf Artikel in der Zeitung, die sie ihrem Mann normalerweise vorgelesen hätte, um sich mit ihm darüber auszutauschen, seine Meinung zu hören. Dieser Weg ist nun versperrt, für immer. Wie Marie Luise Kaschnitz, die nach dem Tod ihres Mannes noch lange den Impuls verspürte, ihm die alltäglichen Fragen zu stellen, aber sich schließlich eingestehen musste, dass der gescheite Gestorbene dümmer als der dumme Lebende ist, der täglich mit neuen Nachrichten gefüttert wird, muss sich Didion mit diesem Zurückgeworfensein auf sich selbst abfinden: „Es gibt nun niemanden, der diese Neuigkeiten hören könnte, nichts, wohin ich mich wenden könnte mit den unfertigen Plänen, den unvollendeten Gedanken. Es gibt niemanden, der dafür oder dagegen ist, keinen, der antwortet."[8]

Die gleiche Erfahrung hielt auch C. S. Lewis fest. Er schrieb in seinem Buch „Über die Trauer" über das Miteinander, das verlorengegangen ist, weil das vertraute Gegenüber fehlt: „So viele Straßen führen die Gedanken zu H. Ich betrete eine. Doch jetzt sperrt sie unausweichlich ein Schlagbaum. Was früher Wege waren, sind jetzt ebensoviele Sackgassen."[9]

Bei C. S. Lewis oder Marie Luise Kaschnitz war es aber so, dass sie trotz der Trennung durch den Tod eine Nähe zu ihren verstorbenen Partnern spürten. Joan Didion hat diese Erfahrung nicht gemacht. „Manche Menschen, die ihren Ehepartner verloren haben, berichten, dass sie die Anwesenheit der anderen Person spüren können, dass sie von ihr Ratschläge erhalten", schreibt sie. „Einige berichten, sie tatsächlich gesehen zu haben. (...) Andere beschreiben statt einer sichtbaren Erscheinung eine ‚sehr stark gefühlte Präsenz'. Ich habe nichts davon erlebt."[10] An anderer Stelle spricht Didion von einer „endlosen Abwesenheit", der „Erfahrung von Sinnlosigkeit" und einer „Leere, die das ganze Gegenteil irgendeiner Bedeutung"[11] ist.

„Das Jahr magischen Denkens" ist ein stellenweise sehr düsteres Buch, das wenig Hoffnung macht. Aber Didion hat es auch nicht geschrieben, um Hoffnung zu machen, sondern um nüchtern den Zustand zu analysieren, der von ihr Besitz ergriffen hat. Eine Art Autopsie der Trauer. Ihrer Trauer. Und die besteht vor allem darin, das, was ihr widerfahren ist, schreibend zu bewältigen. Sich ihren Gefühlen auszusetzen, ist nicht Didions Art zu trauern. Gefühle hält sie vielmehr mit all der ihr zur Verfügung stehenden Kraft auf Abstand, wie ein gefährliches Tier, das sie zu zerreißen droht. Stattdessen zitiert sie aus Literatur, die den Tod zum Thema hat, aus Thomas Manns „Zauberberg" oder Sigmund Freuds Studie „Trauer und Melancholie", beschäftigt sich mit psychiatrischen Definitionen wie „krankhafte Trauer" oder „manisch-depressiver Zustand". Didion liest, um ihre Situation einordnen zu können, um den Überblick und die Kontrolle zurückzuerhalten, scheint aber doch nicht recht zufrieden zu sein, denn sie stellt fest: „Angesichts der Tatsache, dass Leid immer noch die meistverbreitete aller Nöte war, schien die Literatur dazu bemerkenswert dürftig."[12] Und das stimmt nun gerade nicht – wie auch die zahlreichen in diesem Buch vorgestellten Texte, in denen Autoren ihrer Trauer Worte geben, zeigen.

Intellektuelles Einordnen des Geschehens steht für Didion im Vordergrund. Gefühle – worum geht es bei der Trauer sonst? – versucht sie weitgehend, auch nach außen hin sichtbar, auszublenden. Nach dem Tod ihres Mannes schreibt sie etwa, sie habe sich fest vorgenommen, „unangemessene Reaktionen" wie Weinen im Bestattungsinstitut zu vermeiden. Unangemessen? Der unpersönliche, stellenweise fast kalte Ton im Umgang mit dem eigenen Leid und dem Leid anderer zieht sich durch bis zu den letzten Seiten des Buches, wo Joan Didion bemerkt: „Ich weiß, warum wir versuchen, die Toten am Leben zu erhalten: Wir versuchen, sie am Leben zu erhalten, um sie bei uns zu behalten. Ich weiß auch, dass, wenn wir selbst leben wollen, irgendwann der Punkt kommt, an dem wir die Toten auslöschen müssen, sie gehen lassen, sie tot sein lassen müssen."[13]

Diese Auffassung ist allerdings keine allgemeingültige Wahrheit, sondern lediglich Didions persönliche Meinung. Oft sagt Didion „wir", auch wenn es nur, wie könnte es auch anders sein, um eigene Empfindungen geht, und behauptet, als ob sie eine unumstößliche mathematische Formel entdeckt hätte, dass „wir" die Toten gehen lassen müssen. Sie muss es vielleicht. Andere müssen es nicht.

„Das Jahr magischen Denkens" ist das Dokument einer tiefgehenden Verlusterfahrung. Es enthält sehr präzise formulierte

Passagen über das Wesen der Trauer, aber oft und allzu schnell verallgemeinert es Erfahrungen und Feststellungen, die allein auf Didions subjektiver Wahrnehmung beruhen.

8

Du fehlst mir so sehr: Wenn es eine Formel gibt, die das Leid der Trauer genau auf den Punkt bringt, dann ist es vielleicht dieser einfache, kurze Satz. Karl Guido Reys autobiographischer Bericht „Du fehlst mir so sehr" ist ein Tagebuch der Trauer, ein Glaubensbekenntnis und eine Liebeserklärung an seine gestorbene Frau – ein Zeichen der Verbundenheit über die Grenze des Todes hinaus. Und es ist ein Buch, das Rey in der Hoffnung geschrieben hat, dass seine Erfahrungen anderen Menschen helfen, ihre eigenen Trauererlebnisse zu verarbeiten.

„Ich möchte von meiner Trauer erzählen. Sie war so schrecklich, dass ich glaubte, selber an ihr sterben zu müssen"[1], schreibt Rey zu Beginn seines 1998 erschienenen Buches. Der Schweizer Psychotherapeut hat sich Jahrzehnte lang mit Lebensproblemen beschäftigt. Mit denen anderer Menschen. Als seine Frau Anna stirbt, weiß er selbst nicht mehr weiter. Ihr Tod führt den 62-Jährigen an die Grenze seiner seelischen Belastbarkeit, fast an die Grenze seines eigenen Lebens. Rey ist von der Trauer völlig umfangen.

Obgleich er schon in den schwärzesten Tagen Tagebuch führte, gelingt es ihm erst Jahre später, seine Gedanken und Erfahrungen in ein Buch zusammenfließen zu lassen. Jahre, die seine Trauer verwandelten, aber nicht verschwinden ließen. Rey will auch gar nicht, dass seine Trauer verschwindet. Er erkennt in ihr zwar den

Schmerz der Trennung, aber auch den Trost der Verbindung: „Die Partnerschaft mit meiner Frau bedeutet mir so viel, dass ich bereit bin, mich mit ihr bis zu meinem letzten Tag auseinanderzusetzen"[2], schreibt er.

Anna Rey starb am 18. März 1992 an Krebs. Elf Monate hatte die Krankheit gebraucht, um ihren Körper zu zerstören. Trauer spürte Rey schon während Annas Krankheit: „Ich bin verzweifelt. Es wird nicht mehr gut werden"[3], vertraut er seinem Tagebuch an. Nach ihrem Tod ist er wie gelähmt. Die Trauer bricht über ihn herein wie eine Naturkatastrophe. Die Wucht der Erschütterung schildert Rey in einer fast biblisch anmutenden Sprache: „Wie Ebbe und Flut kam die Trauer und ging. Wenn sie da war, wurde alles geknickt. Sie spaltete die Erde unter meinen Füßen und schüttete mich mit Finsternis zu. Die Quelle meines inneren Brunnens versiegte. Ich glich einem ausgetrockneten Land."[4]

Die Trauer stürzt Menschen in ein Chaos der Gefühle. Rey hat sie nahezu alle kennengelernt. Das Gefühl der Schuld, während des Zusammenlebens mit seiner Frau manches falsch gemacht und anderes versäumt zu haben. Das Gefühl der Ohnmacht und Hilflosigkeit gegenüber der Endgültigkeit des Todes. Das Gefühl der Einsamkeit und grenzenloser Verlassenheit. Das Gefühl des Grolls gegenüber Mitmenschen, die sich gegen seinen Schmerz abschotten. Das Gefühl der Wut – auch gegenüber der Bibel, deren Versprechung, dass Trauernde getröstet würden, er als Schwindel empfindet. Und das Gefühl des Zorns, das seine Entfremdung von der Welt nach dem Tod seiner Frau begleitet: „Das Tageslicht schmerzte meine Augen. Das volle Leben der Natur empfand ich als gemeine Provokation. Alle, die lebten, machten mich zornig"[5], schreibt er.

Die genaue Beobachtung und Beschreibung dessen, was mit ihm geschieht, die tiefen Einblicke in sein Gefühlsleben, sein Innerstes, der analytische Blick, der die Trauer gleichzeitig von außen betrachtet, die Brillanz der Sprache, die all diese Erfahrungen und Gedanken Gestalt werden lässt, und die Kunst, all dies in einem Text zusammenzuführen, machen das Buch so besonders und lassen es aus der Masse der Literatur über Trauer herausragen. Es zählt zu den wenigen Büchern über die Erfahrung des Verlusts, die einen Vergleich mit C. S. Lewis' sprachmächtiger Studie „Über die Trauer" standhalten.

Die Trauer zeigt sich als Monstrum mit zwei Gesichtern. Sie verbreitet Schrecken, und sie schenkt Trost. Die Trauer wird bedingt durch den Tod, und sie widersetzt sich dem Tod. Sie sucht das, was sie nicht mehr finden kann. „Trauer war für mich der einzige Weg, der Verstorbenen nahe zu sein", schreibt Rey: „Sie sollte die Liebe ersetzen, die ja nicht mehr möglich war."[6] Trauer ist die Wertschätzung des Verlorenen, das doch nicht ganz verloren ist, weil die Erinnerungen an die Zeit der Gemeinsamkeit bleiben.

Als Psychotherapeut versucht Rey, kraft seines Wissens einen Weg durch das Chaos der Gefühle zu finden. Er erinnert sich an die Studie „Trauer und Melancholie" von Sigmund Freud, der die Reaktionen von Trauernden mit dem Verhalten von Kleinkindern vergleicht, die die abwesende Mutter voller Angst und Zorn durch Weinen und Schreien wieder herbeizurufen versuchen. Er versucht auch selbst, den Ursachen des Schmerzes analytisch auf den Grund zu gehen: „Das herausfordernde, unterstützende und begrenzende Gegenüber geht verloren, das die Ich-Kräfte strukturierte und die Identität sinnvoll bestätigte"[7], schreibt er.

Alles wahr und richtig, aber doch nur Wortgeklingel und kalte Wissenschaft, die nicht weiterhilft. Im Grunde verbleibt der Trauernde im Stadium des Kleinkindes, das nicht weiß, wie ihm geschieht und den Zustand der Harmonie wieder herstellen will. Letztlich reduziert sich alles auf den hilflosen Ausruf, den Rey seinem Buch als Titel gab und in dem das Leid präzise Ausdruck findet: „Du fehlst mir so sehr."

Was hilft? Karl Guido Rey sucht nach Antworten und nach Trost. Er sucht Orientierung im Gespräch mit Kollegen. Er sucht Erkenntnis in Büchern aller Art, auch in solchen, die die Hoffnung auf ein ewiges Leben zum Wunschtraum und Selbstbetrug erklären, das Nachdenken darüber als Zeitverschwendung. Und er spürt, wie sich Widerspruch in ihm regt: Das Nachdenken über ein Leben nach dem Tod erscheint ihm nicht als unnütze Beschäftigung. Es hilft ihm, seinen Alltag zu gestalten und sich Grundfragen des menschlichen Daseins zu stellen, auch wenn es keine endgültigen Antworten auf sie geben kann.

Als Christ sucht Rey Trost in der Religion – wo er ihn am Ende auch findet. Seine Wut auf Gott verwandelt sich. Zu Beginn seiner Trauer erschien ihm Gott wie ein brutaler Geiselnehmer, der sich seiner Frau bemächtigt hat, um ihn zu erpressen und an sich zu binden. Der Glaube an die Güte Gottes war ihm abhanden gekommen. Der gute Gott wurde für ihn zum grausamen Gott, unberechenbar und undurchschaubar. Glaubensbekenntnisse erschienen ihm als bloße Wunschphantasien, seinen Glauben selbst beschrieb er als Ballon, dem immer wieder die Luft ausging. Doch der Weg seiner Trauer führte Rey über Umwege wieder hin zu Gott.

Er stellt die Frage, ob die Identität eines Menschen nach dem Tod zerstört wird oder in einer neuen Form, in einer anderen Dimension, weiter existiert: „Lebt sie noch? Wie lebt sie? Wo lebt sie? Wie sieht sie aus? Was tut sie? In welcher Beziehung steht sie zu mir?"[8] Rey glaubt, dass Gott der einzige ist, der ihm diese Fragen beantworten kann. Und er ahnt schließlich, dass seine Frau aufgehoben ist bei Gott: „Ich bin dankbar, dass es mir deshalb durch ihn möglich ist, meine Frau weiter zu lieben, obwohl sie gestorben ist"[9], schreibt er. Die Gnade, an die Auferstehung der Toten zu glauben, mache es ihm möglich. Im Glauben findet Rey die Hoffnung auf ein unverlierbares Glück und die Ahnung unzerstörbarer Identität.

Reys Buch macht Hoffnung – auch jenen, die keine Hoffnung im Glauben finden können. Es beschreibt seinen persönlichen Weg durch die Trauer. Während Therapeuten – oft sehr kopflastig und belehrend – zu erklären und zu stützen versuchen, berichten Trauernde von der Erschütterung ihres eigenen Lebens und von ihrem Aufbruch aus dem Schmerz. Der Zugang ist ein anderer. Karl Guido Rey ist Therapeut, aber er hat die Trauer auch selbst durchlitten. Und er hat auf diesem Weg die Erkenntnis gewonnen: „Wer Trauer selber erlebt, kann heilend zum Herzen Trauernder sprechen."[10] Und dies oft überzeugender – und vor allem glaubwürdiger als andere.

9

Am 13. Juni 1999 wurde der „Stern"-Reporter Gabriel Grüner im Kosovo erschossen. Der 35-Jährige hinterließ seine gleichaltrige Lebensgefährtin Beatrix Gerstberger, im sechsten Monat schwanger, die in Hamburg auf seine Rückkehr wartete. Doch zurück kam nur ein Sarg. Es dauerte lange, bis Gerstberger ihre Sprache wiedergefunden hatte. In ihrem Buch „Keine Zeit zum Abschiednehmen" (2003) beschreibt sie die ersten drei Jahre nach dem Tod ihres Partners. „Wenn einer stirbt, den man sehr geliebt hat, dann verlässt man diese Welt ebenfalls – auf eine andere Weise", schreibt Gerstberger. „Von diesem Moment an versagt der Intellekt, das Gefühl verschlingt einen, und nichts lässt sich mehr bezwingen, am allerwenigsten der Schmerz. Dieser besitzt eine Tiefe, vor der man zurückweicht."[1]

Die Suche nach Antworten beginnt. Der Versuch, zu begreifen, was unbegreiflich ist. Sie habe verzweifelt nach Sätzen gesucht in Büchern und Zeitungsartikeln, aus denen sie die Gewissheit nehmen konnte, dass sie das Grauen überleben würde, erinnert sich Gerstberger. Teil ihres Versuchs, das eigene Überleben zu beschreiben, waren die Gespräche mit anderen Frauen, die Ähnliches erfahren haben. Aus dieser Auseinandersetzung mit dem Tod und zerbrochenen Lebensplänen entstand dieses Buch.

Als die Bundeswehrmaschine mit dem Sarg Gabriel Grüners mitten in der Nacht landet, denkt Gerstberger nur: „Ich will da nicht hingehen. Das kannst doch nicht du sein."[2] Kurze, einfache Sätze, die das Unfassbare beschreiben. Die Realität verschwimmt, der Verstand sucht nach Wegen, das Geschehene ungeschehen zu machen, das Leben zu korrigieren. „Ich gebe mein ganzes Leben für dich auf, will nur bei dir sein, mit dir reden, dich schützen, dir helfen - alles, was ich nicht konnte"[3], schreibt sie. Versuche, die Wirklichkeit wieder zurechtzubiegen, um dem Grauen zumindest in Gedanken etwas entgegenzusetzen. Magisches Denken, wie bei Joan Didion. Wunschdenken, aus der Ohnmacht geboren. Doch die Wirklichkeit lässt nicht mit sich verhandeln. Die Realität ist gnadenlos. An Silvester 1999 prostet Gerstberger mit ihrem Baby auf dem Arm dem Bild Gabriel Grüners zu: „Zwei Menschen und ein Foto. Das ist unsere Familie"[4], schreibt sie.

Der Tod des Partners ist ein Schmerz, den andere, die ihn nicht kennen, allenfalls erahnen können. Das Gefühl der Geborgenheit und die Gewissheit, Teil eines größeren Ganzen zu sein, geht verloren. Dem Verlust des Gegenübers folgt der Verlust des Selbst. Und auch ein Teil der Welt geht verloren: „Es ist anstrengend, sich der Welt zuzuwenden. Das Unglück zwingt einen zur Egozentrik."[5]

Das Vertrauen ins Leben schwindet. Gerstberger liest die Todesanzeigen jung Verstorbener, als ob sie nach einer Art ausgleichender Gerechtigkeit sucht. Tröstet das Unglück der anderen? Gerstberger schreibt: „Ich will bestätigt sehen, dass diese Welt ein unerträglicher Ort ist, Glück nur ein lächerliches Geschenk auf Zeit, jederzeit zerstörbar, und ich wünsche mir tatsächlich einen Orkan, eine Sturmflut, die mich wegspült von dieser Welt."[6] Verzweifelte Versuche, die Außenwelt mit der Innenwelt in Übereinstimmung zu bringen.

Die Gegenwart gemeinsamer Freunde tut gut. Solange sie da sind, die ihren Mann gekannt hatten und nun weiter über ihn sprechen, sei auch er weiter da, schreibt Gerstberger. Dann die bange Frage: Wann wird das Schweigen einsetzen? Die Therapeutin spult ihr Garn ab, empfiehlt, von Gabriel in der Vergangenheitsform zu sprechen: Er war, er ist nicht mehr. Ein Gedanke, den Gerstberger zurückweist. „Du sollst in mir lebendig bleiben"[7], setzt sie dem entgegen, und: „Meine Gedanken weigern sich, dich aus unserem Leben auszuschließen."[8] Auf die Frage, wie man sich voneinander trennen solle, wenn man sich so liebt, weiß die Therapeutin keine Antwort, aber auch Gerstberger selbst nicht, und sie träumt drei Wochen nach dem Tod ihres Mannes, dass er zurückkommt und der Tod ein Irrtum war. Magisches Denken, wie bei Joan Didion.

Das Leben ist anders, eigentlich kein Leben mehr. Gerstberger schreibt, dass sie nicht lebt, sondern nur überlebt und es als anstrengend, oft als unmöglich empfindet, sich der Welt zuzuwenden. Erst nach zwei Jahren ändert sich dies langsam, auch wenn sich Herz und Verstand weiter gegen den Tod auflehnen. „Ich akzeptiere die Welt, die dich nicht mehr kennt, und den Riss, den ich stets in mir tragen werde. Ich erwarte nichts mehr – eine seltsame Form von Freiheit."[9]

Sieben weitere Frauen hat Beatrix Gerstberger für ihr Buch interviewt – darunter zwei, deren Männer beim Anschlag auf das World Trade Center in New York im Jahr 2001 getötet wurden. Unterschiedliche Lebenswege und Schicksale – und doch haben alle ähnliche Erfahrungen gemacht, als ob die Trauer einen Kern des Leids freilegt, der bei allen identisch ist. „Wir können nur eine Ahnung von dem vermitteln, was uns fast zerstört hätte", schreibt Gerstberger. „Es ist unsere Wahrnehmung, aber vielleicht eine, die denen weiterhelfen kann, die Gleiches erleben müssen."[10] Weil nämlich all diese Erfahrungen Entwicklungen aufzeigen und Möglichkeiten, mit der Trauer zu leben.

10

Die englische Schriftstellerin Daphne du Maurier (1907-1989) zählte zu den bekanntesten und beliebtesten Autorinnen ihrer Zeit. Berühmt wurde sie durch Romane wie „Rebecca" oder „Jamaica Inn", die von Alfred Hitchcock verfilmt wurden. Für Verfasser von Romanen ist der Tod ein vertrautes Thema. Er dient der Unterhaltung, ist fiktiv, nicht wirklich. Er hat mit dem wahren Leben nichts zu tun. Anders verhält es sich mit dem realen Tod. Wenn ein geliebter Mensch stirbt, greift der Tod ins wirkliche Leben ein. Er stört und verstört. Romanautoren sind – auf dem Papier – Herr über Leben und Tod. Sie können Figuren auftreten und auch wieder verschwinden lassen. Sie selbst habe das auch oft getan, schreibt du Maurier. Auf dem Papier. Den Schrecken des Todes, die ganze Tragweite seiner Bedeutung erfuhr sie aber erst, als er ihr eigenes Leben berührte.

Daphne du Maurier war 58 Jahre alt, als ihr Mann nach längerer Krankheit starb. Sie wurde nun selbst mit der Realität des Todes, der ihr eigenes Leben erschütterte, konfrontiert. Ihr Text „Death and Widowhood" (Tod und Witwenschaft) entstand im Jahr 1966. Sie schrieb ihn im ersten Jahr nach dem Tod ihres Mannes, mit dem sie 33 Jahre lang zusammengelebt hatte. Veröffentlicht wurde „Death and Widowhood" in du Mauriers letztem Buch „The Rebecca Notebook & Other Memories" (1981), das Texte und persönliche Erinnerungen aus mehreren Jahrzehnten vereint.

„Death and Widowhood" ist ein Protokoll des Verlusts. Es beschreibt du Mauriers Weg durch die Trauer und gibt Einblicke in ihre Gedanken und Gefühle. Du Maurier berichtet von Schuldgefühlen, die sich ihrer bemächtigen. Sie wirft sich zum Beispiel vor, sie hätte in der Zeit der Krankheit ihres Mannes aufmerksamer sein müssen. Sie kann sich nicht verzeihen, dass sie ihn in seiner letzten Nacht allein ließ, anstatt an seinem Bett zu wachen. Mit seinem plötzlichen Tod hatte sie nicht gerechnet. Am nächsten Morgen hatte ihr Mann nur noch die Kraft, ihr sein Gesicht zuzuwenden. Dann starb er. Es bleibt das Gefühl, zu wenig getan zu haben, im entscheidenden Augenblick nicht da gewesen zu sein.

Viele Trauernde kennen solche Gefühle. Die Entwicklung von Schuldgefühlen, seien sie auch noch so unbegründet, ist eine häufig auftretende Reaktion auf einen Verlust. Eine andere ist der Schock, der viele nach dem Tod eines geliebten Menschen überfällt. Auch Daphne du Maurier hat diesen Zustand, der lähmt, die Realität teilweise ausblendet, erlebt. Ihr Verstand habe nur noch zum Teil funktioniert, berichtet sie. Die Beschäftigung mit all den Dingen, die nach einem Todesfall zu erledigen sind, habe sie in dieser Zeit vor dem Zusammenbruch bewahrt. So vergehen die ersten Tage. Die Endgültigkeit des Todes wird du Maurier erst bewusst, nachdem sie die Asche ihres Mannes an einem Ort, den sie oft gemeinsam besucht hatten, verstreut hat, ihre Kinder und Freunde das Haus verlassen haben und sie dort zum ersten Mal dann ganz allein ist. Die Tage sind leer, aber noch schwerer zu ertragen sind die Abende. Um sich ihrem Mann näher zu fühlen, um überhaupt so etwas wie Nähe herzustellen, da körperliche Nähe nicht mehr möglich ist, zieht du Maurier Kleidungsstücke ihres Mannes an, setzt sich an seinen Schreibtisch, beantwortet dort Post und benutzt dabei seinen Stift. Weinen ist sinnlos, es ändert ja nichts. Oder doch? Sie habe oft geweint, weil sie die Tränen nicht zurückhalten konnte, bekennt du Maurier – und vermutet, dass das Weinen ihr gut tat, dass das Vergießen von Tränen ihren Heilungsprozess vorangetrieben hat.

Das Nachdenken über ein Weiterleben nach dem Tod beschäftigt viele, wenn ein geliebter Mensch gestorben ist. Manche glauben fest daran. Andere nicht. Du Maurier stellt fest, dass ihr der Gedanke gefällt, dass ihr Mann jetzt an einem Ort ist, an dem es keinen Schmerz und kein Leid mehr gibt, dass er dort seine Eltern und die Freunde, die vor ihm gestorben sind, wiedertrifft. Aber wirklich daran glauben kann sie nicht. „Ich habe das Licht flackern und ausgehen sehen", schreibt sie über das Sterben und den Tod ihres Mannes. „Wohin ist es verschwunden? Wurde es einfach ausgeblasen wie das Licht einer Kerze, und verschwindet am Ende jeder von uns in der Dunkelheit? Wenn es so ist, und wenn unsere Träume von einem Leben nach dem Tod wirklich nur Träume sind, dann müssen wir dies auch akzeptieren. Nicht mit Furcht und Bestürzung, sondern mit Mut."[1]

Das Leben geht weiter. Aber wie? Jüngere Frauen, die ihren Mann verloren, aber Kinder haben, um die sie sich kümmern müssen, werden vom Leben gefordert. Für ältere Frauen, deren Kinder schon aus dem Haus sind, stellt sich die Situation ganz

anders dar. Von ihrer persönlichen Lebenssituation ausgehend –
ihr bleibt immerhin, wie sie einräumt, das Schreiben und somit
ein gewisser Halt in der eigenen Welt, die sie sich geschaffen hat
– macht sich du Maurier grundsätzliche Gedanken über das Witwendasein: „Manche haben keine Kinder, Schwestern, Freunde;
andere haben finanzielle Probleme; viele lebten nur im Schatten
ihres Ehemannes, und wenn dieser Schatten verschwunden ist,
fühlen sie sich nicht als vollwertige Individuen, sondern unbeach-
tet und überflüssig. Was können diese Frauen aus ihrem Leben
machen, wie kommen sie klar?"[2]

Ohne Bitterkeit, wie sie stellenweise sogar bei C. S. Lewis zum
Ausdruck kommt – der in seinem Buch „A Grief Observed" den
nicht ernst gemeinten Vorschlag macht, Trauernde wie Aussätzige in besonderen Siedlungen zu isolieren, damit allen anderen
die Konfrontation mit dem Tod und dem Leid der Hinterbliebenen erspart bleibe –, sondern ganz sachlich, wie eine Ethnologin,
die im Land der Trauer Feldstudien betreibt, beschreibt du Maurier den Umgang mit Witwen, die Haltung, mit der ihnen selbst
gutmeinende Menschen und Freunde begegnen. Sie erzählt von
beklemmenden Situationen im Gespräch, dem Austausch von
Freundlichkeiten, wobei sich die Witwe jedoch innerlich oft in ein
Schneckenhaus zurückzieht, während ihr Gegenüber aus Angst,
die Schleusen der Emotion könnten sich öffnen, eilig Reißaus
nimmt. Beide ziehen sich in ihre eigenen Welten zurück, eine
Kommunikation ist oft nicht möglich.

Dem alten Sprichwort, dem allzu billigen Trost, dass die
Zeit alle Wunden heile, steht du Maurier skeptisch gegenüber.
Manchmal heile die Zeit Wunden, meint sie, aber nur, wenn die
Wunde nicht vereitere. Sie rät Trauernden daher, bestimmten –
schädlichen – Reaktionen auf einen Verlust nicht all zu viel Raum
zu geben: etwa der Wut auf Ärzte, oder der Suche nach einem

Schuldigen nach dem Tod durch einen Verkehrsunfall, jeder Art von Bitterkeit. All dies sei keine Antwort auf die Trauer und helfe nicht, Wunden zu schließen. Aus ihrer eigenen Erfahrung heraus gibt sie anderen, die in der Verarbeitung ihres Verlusts noch ganz am Anfang stehen, folgenden Rat: „Betrachte jeden neuen Tag als eine Herausforderung, als eine Mutprobe. Der Schmerz kommt in Wellen, an einigen Tagen heftiger als an anderen, ohne einen bestimmten Grund. Nimm den Schmerz an. Unterdrücke ihn nicht. Versuche niemals, die Trauer vor dir selbst zu verbergen. Wie Taube, Blinde oder anderweitig Behinderte, die mit der Zeit einen besonderen Sinn dafür entwickeln, ihre Einschränkung auszugleichen, werden auch Trauernde eine neue Stärke finden, ein neues Lebenskonzept, geboren aus dem tiefen Schmerz und der Einsamkeit, die zu bewältigen anfangs kaum vorstellbar war."[3]

Aus dem Schmerz geboren, und daher nachvollziehbar und glaubwürdig, ist auch du Mauriers Beschreibung einer bleibenden Verbindung, der Nähe ihres Mannes, die sie nach einer gewissen Zeit deutlich zu spüren glaubt. „Obwohl die vertrauten Schritte nicht mehr zu hören sind, oder die Stimme, die aus dem Nebenzimmer ruft, scheint eine Atmosphäre der Liebe, einer lebendigen Gegenwart in der Luft zu liegen"[4], schreibt du Maurier. Sie betont, dass es ihr fernliege, irgendeiner Art des Geisterglaubens das Wort zu reden. Es sei auch nicht nötig, Anhänger eines bestimmten Glaubens zu sein, um das zu spüren, was sie erfahren hat und zu beschreiben versucht. „Es ist so, als ob man auf eine undefinierbare Weise Freiheit, Frieden und manchmal auch Freude teilt mit einer anderen Welt, in der es kein Leid mehr gibt", schreibt sie. Und du Maurier ergänzt: „Später, wenn du weggehst, verreist, selbst wenn du in ein neues Haus ziehst, wird dich dieser Geist der Zärtlichkeit, der Liebe nicht verlassen. Du wirst merken, dass er Teil deiner selbst geworden ist, in dir entsteht."[5]

Es ist eine persönliche Erfahrung, die Daphne du Maurier hier zum Ausdruck bringt, aber eine, die viele Trauernde ähnlich erlebt und geschildert haben: die Erfahrung, dass der Tod Menschen zwar trennt, aber die Verbindung zwischen ihnen nicht auflösen kann, manchmal sogar auf eine ganz neue Weise entstehen lässt. Dieser Gedanke steht auch am Ende von „Death and Widowhood". Zu Beginn erklärt du Maurier, es gehe ihr bei diesen Einblicken in die Zeit ihrer Trauer nicht darum, sich selbst darzustellen. Vielmehr wolle sie mit ihren Ausführungen jenen Lesern helfen, die ebenfalls den Schmerz der Trauer durchleben müssen. Aus dem eigenen Erleben heraus zeichnet du Maurier einen Weg durch die Trauer auf und gibt damit anderen, die noch ganz am Anfang dieses Weges stehen, eine Art Kompass in die Hand. Daphne du Mauriers kleiner Text umfasst nur elf Druckseiten, spiegelt aber die Erfahrung der Trauer, vor allem den Wandel, den sie im Lauf der Zeit erfährt, in dichter, konzentrierter Form wider und enthält mehr kluge und hilfreiche Gedanken als manch umfangreicher Ratgeber.

11

Die Angst hat viele Gesichter. Die Angst vor dem Tod, wenn ein geliebter Mensch im Sterben liegt. Die Angst vor der Zeit danach. Und die Angst, die Kontrolle über das eigene Leben zu verlieren. „Die einzige Angst, die ich jetzt noch habe, ist die, zu vergessen"[1], schreibt Ulla Berkéwicz. Mit diesem Satz beginnt ihr Buch „Überlebnis" (2008), in dem sie beschreibt, wie eine Frau das Sterben ihres Mannes erlebt und seinen Tod überlebt. In ihrer Erzählung

„Josef stirbt" (1982) hatte Berkéwicz bereits 26 Jahre zuvor den Tod zu ihrem Thema gemacht. Der Text handelt davon, was mit einem Menschen geschieht, der stirbt, und mit denen, die dabei zusehen müssen. Die Erzählung über das Sterben des alten Vaters ist eine fiktive Geschichte. „Überlebnis" beruht dagegen auf eigenen Erfahrungen, es spiegelt auch die Erfahrung der Trauer, die Berkéwicz selbst durchlebte. Sie, die Schriftstellerin, und Siegfried Unseld, der Verleger, heirateten im Jahr 1990. Im Mai 2002 erkrankte Unseld schwer. Fünf Monate später starb er.

Sechs Jahre nach dem Tod von Siegfried Unseld hat Berkéwicz dieses Buch veröffentlicht, in dem sie zurückblickt auf die Zeit, in der alles anfing, ohne ihn zu sein. Es ist ein Buch mit realem Hintergrund, aber keine rein autobiografische Erzählung, sondern ein literarisches Werk und von der Autorin auch ganz bewusst als solches kenntlich gemacht. Viele der geschilderten Ereignisse stimmen wohl mit der Wirklichkeit überein, andere hat Berkéwicz der Geschichte einverwoben. Daher hat der Mann, um den die Erzählerin trauert, in diesem Buch auch keinen Namen. Er heißt immer nur „der Mann".

Was ist die Zeit vor dem Hintergrund von Liebe, Tod und Ewigkeit? Ist sie noch eine messbare Größe? Berkéwicz bezeichnet einen Moment nach dem Tod „des Mannes" als „fünf Stunden oder sechs nach unserm Zeitende". Sie schreibt, dass er die Uhr, die sie ihm einst geschenkt hatte, anbehalten hat. „Jetzt tickt sie in seinem Grab. Die Zeit tickt. Die Zeit setzt aus und nie wieder ein."[2] Die Zeit verschwimmt zu einer unscharfen Größe, wenn das Leid alles überlagert. Auch die Angst ist kaum noch messbar. Die Angst im Krankenhaus. Die Angst, die Angehörige bis nach Hause begleitet und nicht mehr weicht. Berkéwicz beschreibt ihren Besuch auf der Intensivstation: „Auf den Monitoren über den Betten steht, was die Instrumente messen. Gemessen wird, was messbar ist. Doch gemessen an der Angst, die an den menschenleeren Feiertagen zu Hause unermesslich ist, scheint die verkabelte Bewachung hier, unter Hilfemenschen, hilfreich."[3]

Dieses Buch über das Sterben und die Trauer, das Persönliches mit allgemeinen Überlegungen verbindet, pendelt zwischen verschiedenen Erzählebenen. Es erinnert an Joan Didions Buch „Das Jahr magischen Denkens", das die amerikanische Autorin nach dem Tod ihres Mannes veröffentlicht hat. Auch Berkéwicz durchbricht die Kerngeschichte, die intime Einblicke ins Trauererleben gibt, immer wieder durch Texte, die Gedanken zu Tod und Sterben mit Glaubensbekenntnissen, religiösen Überlegungen und Szenen des Todes in antiken Tragödien verbinden. Die Angst ist dabei ein immer wiederkehrendes Thema. Ulla Berkéwicz bezeichnet die Tragödie als die höchste Form des Theaters, denn die Tragödie sei „das Theater der Angst."[4]

„Überlebnis" ist ein Spiegel der Trauer, aber auch eine Reflexion über den Prozess des Sterbens. Mit dem Sterben sei das Entsetzen verbunden, schreibt Berkéwicz – dem Sterbenden werde das Recht verweigert, zu erfahren, dass er stirbt. Stattdessen werde von ihm verlangt, sich so zu verhalten, als ginge es ums Überleben. Theaterspielen, bis zum Schluss. Theater der Angst. Ein Stück, das auch Anne Philipe, wie sie in ihrem Buch „Nur einen Seufzer lang" berichtet, ihrem todkranken Mann vorgespielt hat. Es ist ein Stück, das in Sterbezimmern oft gespielt wird.

Das Sterben des Einzelnen, dieser ungeheuerliche Vorgang, beschäftigt die Autorin dabei ebenso wie der Tod überhaupt, dieser unausweichliche Endpunkt, der Weg alles Irdischen. „Wir wissen nicht, was das Leben ist, noch was der Tod, wissen nicht, was wir selbst sind oder bleiben, sind außerstande, unsere Verwandlung in ein gottverlassenes Ding, in einen baren Stoff"[5] zu erfassen, schreibt Berkéwicz. Das Nachdenken über den Tod, die ersten verstörenden Begegnungen mit ihm schon während der Kindheit, werden in der Erinnerung wieder lebendig – der tote Igel, der in dem kleinen Mädchen damals die Gewissheit reifen ließ, „dass jeder Tod ein Fehler sei, ein Pfusch, ein Murks, vielleicht sogar mein Unvermögen, vielleicht sogar mein Fehler, meine Schuld."[6] Der Tod bleibt, jenseits des körperlichen Sterbeprozesses, ein Rätsel: „Augen, von denen niemand weiß, was sie noch sehen, werden zugedrückt, man hält dem Blick nicht stand, entsetzt sich, die Ewigkeit schaut einen an."[7]

Wer den Tod des Partners ertragen muss, begegnet denen, die noch leben, oft mit Skepsis. Berkéwicz kritisiert das moderne Denken, das den Tod oft verdrängt und fast schon als Niederlage betrachtet. Seit der Mensch sich selbst zum Maß aller Dinge gemacht habe, gelte der Tod als Fehlschlag, schreibt sie, „ist der Sterber ein Gescheiterter und jeder Wicht, der lebt, dem größten Toten überlegen."[8] Beobachtungen wie diese wechseln ab mit Passagen voller fragwürdiger Behauptungen, etwa der, dass die Zivilisation zerbreche, wenn das Gottvertrauen verloren geht und der Mensch sich nur als Mensch begreift und als nichts sonst: „Unbeirrbar gottlos ziehen wir unsere Bahn in die Vernichtung."[9] Zuweilen wirken diese Einschübe wie Fremdkörper, die den Text sprengen. Aber sie sind ein Spiegel der Trauer, der Suche nach Antworten und Erklärungen. In der Trauer passt vieles nicht zusammen. Trauer sprengt alle Dimensionen.

Am überzeugendsten ist dieses Buch nicht dort, wo es theoretisch wird, sondern wo es von der eigenen, durch den Tod ausgelösten Erschütterung berichtet. Die Sprache, mit der Berkéwicz der Trauer Worte gibt, klingt oft konstruiert und sperrig, ist dann aber plötzlich wieder von einer unmittelbaren Wucht und Ausdruckskraft, die an die großen Vorbilder der literarischen Totenklage erinnert. Zum Beispiel, wenn Berkéwicz von ihrer wachsenden Zuversicht berichtet, sie vergleicht mit einem Stehen auf dünnem Eis, das dann doch nachgibt und mitten im Satz einbricht: „Je mehr aber der Körper sich zersetzt im Grab, desto mehr vergeht der Schmerz, desto sicherer sind unsere Toten in ihrer fernen Zukunft, wiederholte ich rettungslos mein Wintermantra, stieß es hinaus in seine lebenslose Schneewelt, rutschte abwärts an meinem Horrorrohr zu meinem Schreckensgrund."[10]

Wer trauert, zieht sich oft zurück wie in ein Schneckenhaus. „Siebzehn Monate war ich im Haus geblieben. Erst war die Krankheit, dann das Sterben, dann war er tot", schreibt Berkéwicz. „Der Trauer ist ein Maß gesetzt, in jeder Tradition. Ich hatte keines."[11] Die Trauer ist ein Suchen. Wer zurückbleibt und sich zurückzieht von dieser Welt, die nun nicht mehr dieselbe ist, sucht den geliebten Toten auf einer Ebene jenseits dieser Welt, deren Existenz die Religion verspricht, oder in gegenständlichen Erinnerungen. Berkéwicz las Briefe, blätterte in Fotoalben, wühlte sich „durch die Spur der Jahre, suchte Belege für das, was war, suchte und fand ihn nicht".[12]

Was bleibt? Ernüchterung, Erkenntnis, Erinnerung. Irgendwann, stellt Berkéwicz fest, habe sie keine Angst mehr vor dem Vergessen gehabt, weil sie spürte, dass die Erinnerung stärker war und die ständige Auseinandersetzung mit der Vergangenheit einen Teil von ihr in die Jetztzeit hinüberrettete. Im Verlauf der Trauer bildet sich ein neuer Sinn. Die Trauer, diese erzwungene Neuorientierung und Umwälzung des Lebens, wandelt sich – und mit ihr alles andere. Weil sich ein neuer Blick auf die Welt eröffnet – nämlich dann, wie Berkéwicz schließlich erkennt, wenn „vorbeigegangen ist, was niemals endet."[13]

12

Auf alle Fragen gibt es angeblich eine Antwort. Probleme sind da, um gelöst zu werden, heißt es. Diese positive Einstellung hilft weiter in allen Lebenslagen. In fast allen. Eine unheilbare Krankheit aber ist ein unlösbares Problem, der Tod eine ausweglose Situation. „Mein erstes Gefühl war: Unsere Zukunft ist zerstört"[1], erinnert sich Hans Jellouschek an den Moment, als er erfährt, dass seine Frau an Krebs erkrankt ist.

Jellouscheks Selbsterfahrungsbericht „Bis zuletzt die Liebe" (2002) ist aufgebaut als Ratgeber für ebenfalls betroffene Paare, wenn einer der Partner an Krebs erkrankt. Nach der Diagnose Krebs sieht sich ein Paar mit quälenden Fragen und einer neuen Lebenssituation konfrontiert, in der wahrhafte Bindung gefordert ist wie nie zuvor. Die Diagnose ist immer ein Schock – ganz egal, wie schwer die Erkrankung und wie einfühlsam der Arzt ist, der die schlechte Nachricht überbringt. Denn von nun an gehen die Uhren anders. Die Zukunft erscheint nicht mehr als positive Herausforderung, die neue Chancen und Möglichkeiten birgt, sondern als Bedrohung. Als Zeitbombe, die das Leben des liebsten Menschen und damit in gewisser Weise auch das eigene Leben zu zerstören droht.

Manchmal kann Krebs geheilt werden. Manchmal lässt sich die Krankheit unter Kontrolle bringen. Manchmal bleibt einem Paar nur noch wenig Zeit. Margarete und Hans Jellouschek hatten viel Zeit. 16 Jahre war die Krankheit ihr Begleiter. Zuweilen war das Leben fast wieder normal. Aber am Ende war die Krankheit stärker als alle Bemühungen, sie zurückzudrängen. Margarete Jellouschek starb 1998 im Alter von 53 Jahren.

Hans Jellouschek, Psychotherapeut mit dem Schwerpunkt Paar-Therapie, nahm nach dem Tod seiner Frau eine berufliche Auszeit, um sich mit seiner Trauer auseinanderzusetzen. Das Buch behandelt dennoch nicht den Schmerz des Verlusts, sondern die Zeit davor, das Leben im Schatten einer tödlichen Krankheit. Die Suche nach Erklärungen steht am Anfang dieses Lebens unter völlig neuen Vorzeichen. Hat der Krebs rein körperliche oder psychosomatische Ursachen? Sind schädliche Umwelteinflüsse schuld? Subjektive Krankheitstheorien werden entwickelt und verworfen. Die Gedanken versuchen ein Puzzle zusammenzusetzen, um der Ohnmacht zu entfliehen. Das gesicherte Wissen über die Entstehung von Krebs ist bruchstückhaft, das Wissen über die richtige Behandlung oft ebenfalls. So keimt die leise Hoffnung, dass alternative Therapien zum Erfolg führen könnten. Man will ja keine Chance ungenutzt lassen.

Mit der Diagnose Krebs rückt der Tod plötzlich greifbar nahe. „Oft wird es nicht offenbar, weil man darüber schweigt und es verdrängt, um die eigene Angst zu bändigen oder den Erkrankten nicht zu verunsichern", schreibt Jellouschek. „Aber der Gedanke an den Tod ist eine schier unvermeidliche Assoziation."[2] Worum geht es jetzt? Um die existenzielle Bedrohung, möglicherweise aber auch – zumal bei Partnern, die gemeinsam für den Lebensunterhalt sorgen – um das ökonomische Überleben. Eine Krise, die den gesunden Partner oft überfordert. „Hier begann ich zu verstehen, worum es jetzt ging", schreibt Jellouschek: „Nicht um ein heroisches ,Jetzt muss ich es alleine schaffen!', sondern vor allem um ,Für sie da sein.' Durch den Krebs habe ich gelernt, mich auf Bindung wirklich einzulassen."[3]

Liebe kann eine bösartige Erkrankung nicht heilen. Aber sie kann das Schwere leichter machen. Seinen Erfahrungsbericht hat Jellouschek daher um Hinweise für Paare in ähnlicher Situation ergänzt. Er empfiehlt zum Beispiel, gemeinsam Wege zu suchen, um die eingeschränkte Lebensqualität zu steigern; zu überlegen, welche Hilfen jeder der Partner braucht; unerfüllte Träume, die sich noch verwirklichen lassen, gemeinsam umzusetzen; den Tod und das Danach zum Thema zu machen, wenn der Partner dazu bereit ist.

Wenn sich aber der Tod ankündigt, entfernt sich der Sterbende innerlich von dieser Welt – und oft auch vom Partner. Aus eigener Erfahrung, die durch zahlreiche Untersuchungen bestätigt wird, erklärt Jellouschek, man müsse als Angehöriger damit rechnen, dass es in der letzten Lebensphase zu einer Distanzierung kommt. Das bedeute nicht, dass man als Begleitperson etwas falsch gemacht hat, sondern dass der Sterbende seinen letzten Weg beginnt, für den er sich durch Ablösung bereit macht. Diese Erfahrung stellt die Liebe nicht infrage, sondern weiß sie in sich geborgen.

Hans Jellouschek beschreibt auf der Grundlage seiner eigenen Erfahrungen die Gefahren und Chancen für eine Beziehung nach der Diagnose Krebs. Er berichtet, trotz allem Schweren, von Momenten beglückender Innigkeit zwischen ihm und seiner Frau und schreibt: „Der Krebs hat uns herausgefordert zu einer Auseinandersetzung mit dem Leben, die uns bereichert und in eine Tiefe der Liebe geführt hat, die wir vielleicht sonst nicht erreicht hätten."[4] Denn die Liebe, die durch den Tod bedroht wird, wird nicht schwächer. Sie wird, wie im Folgenden noch zahlreiche weitere Beispiele zeigen werden, oft sogar noch stärker.

13

Die Liebe ist ein Rätsel, und sie birgt manche Überraschungen. Sie kann verschwinden, ohne dass die Beteiligten wissen, warum. Und sie kann noch stärker werden, wenn das gemeinsame Leben plötzlich durch den Tod gefährdet ist. Eine Woche nach ihrer Hochzeit mit dem amerikanischen Philosophen und Psychologen Ken Wilber erfährt die 36-jährige Treya, dass sie Brustkrebs hat. Die Diagnose ist sachlich – und zugleich der Augenblick der Katastrophe. „Plötzlich war die Welt ein dünnes Seidenpapier, und dann riss jemand dieses dünne Seidenpapier vor meinen Augen von oben bis unten durch"[1], erinnert sich Ken Wilber.

Noch war alles wie immer, aber doch war im Grunde schon alles anders. Die Suche nach Erklärungen beginnt, um der eigenen Hilflosigkeit etwas entgegenzusetzen, um Handlungsspielraum zurückzugewinnen. Der Mensch sucht Erklärungen, er ist so programmiert. Die Frage nach dem Warum einer lebensbedrohlichen Krankheit drängt sich in den Vordergrund. Warum jetzt? Warum überhaupt? Manchmal gibt es eine Antwort. Meist gibt es keine. Es gibt nur Überlebensstatistiken. Und eine Ungewissheit, die zermürbt: „Ich ertrage dieses Nichtwissen nicht", schreibt Treya: „Soll ich mich aufs Leben einrichten? Soll ich mich aufs Sterben einrichten? Ich weiß es nicht. Niemand kann es mir sagen."[2] Ein Alptraum nimmt seinen Anfang, ein Auf und Ab zwischen Hoffnung und Verzweiflung. Operation, Chemotherapie, Zeiten des Wohlbefindens, alternative Behandlungen, Rückfälle, schließlich die Amputation einer Brust.

Mit der Diagnose Krebs ist der Tod keine abstrakte Größe mehr. Die Bedrohung wird sehr konkret. Ken Wilbers autobiographischer Bericht „Mut und Gnade" (1991) beschreibt diese Gratwanderung zwischen Leben und Tod. Fundament des Buches sind die Tagebucheinträge, in denen sich seine Partnerin Treya mit ihrer Krankheit auseinandersetzt. Wilber ergänzt diese Aufzeichnungen durch philosophische Exkurse, die sich der Frage nach dem Sinn des Lebens zu nähern versuchen, und durch eigene Erinnerungen an die Reise durch die medizinische Hölle. So entsteht in der Rückschau ein Dialog, der während des gemeinsamen Kampfes gegen die Krankheit die Grenzen des Zumutbaren überschritten hätte.

Jeder leidet für sich allein. Daran können auch Liebe und gegenseitiges Vertrauen nichts ändern. „Ich will raus aus diesem Körper!"[3] Ein Schrei der Verzweiflung, den Treya nur ihrem Tagebuch anvertraut. Sie leidet an ihrer Krankheit, körperlich und seelisch. Und sie leidet am Mitleiden ihres Partners, der sein Lachen, seinen Witz und seine Lebenslust verloren hat. Manchmal glaubt sie, dass ihr baldiger Tod für ihn eine Erleichterung wäre. Gleichzeitig ist ihr der Gedanke, ihn verlassen zu müssen, unerträglich. Verborgene Tränen, um seine Partnerin zu schützen und nicht zu entmutigen, vergießt auch Ken Wilber: „Vielleicht wollte ich keine Schwäche zeigen, wo es auf meine Stärke ankam. Ich suchte mir ein leeres Zimmer, schloss die Tür, setzte mich hin und weinte."[4]

Bei einer neuen Untersuchung werden Tumoren in Treyas Lunge und Gehirn entdeckt. Wilber erfährt die schlechte Nachricht zuerst und behält sie zunächst für sich. Eine Geheimniskrämerei beginnt, die das Böse fernhalten soll. Was ist Lüge, was Wahrheit? Wertmaßstäbe verschwimmen, und an die Stelle der Offenheit tritt die „behutsame Kunst der schonungsvollen Lüge"[5], wie Wilber schreibt. Ein Angehöriger, der einen schwerkranken oder sterbenden Menschen umsorgt und pflegt, steht vor einem

Berg von Aufgaben und ist extremen psychischen Belastungen unterworfen. Die Frage, wie man sich in bestimmten Situationen verhalten soll, stellt sich immer wieder aufs Neue.

In einem längeren Abschnitt seines Buchs denkt Wilber über die Probleme nach, mit denen ein Helfer konfrontiert wird. Dazu zählen auch die Zurückstellung eigener Bedürfnisse und die Rücksichtnahme auf den Kranken, der von heftigen Gefühlen wie Angst, Wut, Schmerz oder Hysterie überschwemmt wird. Was tun? „Der Helfer hat den geliebten Menschen einfach zu halten, bei ihm zu sein, so viel von diesen Emotionen zu absorbieren, wie er kann. Man braucht nichts zu sagen (es gibt sowieso nichts zu sagen, was helfen würde), man braucht nichts zu tun"[6], schreibt Wilber. Man müsse nur da sein und Schmerz und Angst und Weh aufsaugen wie ein Schwamm. Das gilt nicht nur für den Umgang mit Sterbenden, sondern für den Umgang mit Trauernden ganz genauso. Es ist das Einzige, was hilft.

Auch im fortgeschrittenen Stadium von Treyas Krankheit bewahren sich beide die Hoffnung auf eine Rückkehr in die Normalität. Dies erscheint sinnvoller und hilfreicher als die Fügung in das vermeintlich Unabänderliche. Und auch Tränen können den Humor nicht ertränken. „Wir sehen aus wie der Melonenstand in einem Supermarkt. Versprich mir, dass wir nie kegeln gehen"[7], sagt Treya, die durch die Chemotherapie all ihre Haare verloren hat, zu ihrem kahl geschorenen Mann. Galgenhumor, der die Verbindung zur Welt aufrecht erhält.

Irgendwann wissen beide tief in ihrem Inneren, dass der Tod nicht aufzuhalten sein wird. Treya wird immer schwächer, braucht künstliche Atemhilfen, willigt schließlich ein ins Sterben – und schreckt doch davor zurück, weil sie ihren Mann zu sehr liebt und nicht verlassen, nicht allein in dieser Welt zurücklassen will. Je größer die Liebe ist, desto größer ist auch die Qual, die

Angst vor der Trennung durch den Tod. „Unsere Liebe war sehr groß gewesen", schreibt Wilber. „Der Schmerz entsprach ihr."[8] Es ist eine verständliche, natürliche Reaktion, den Sterbenden festhalten, nicht gehen lassen zu wollen. Doch wenn dessen Kraft aufgebraucht und die Krankheit zu weit fortgeschritten ist, kann dieses Festhalten nichts mehr ändern, es kann nur die Qual des Sterbenden vergrößern. Wilber lernt schließlich, dass die Aufgabe der Liebe in dieser Grenzsituation nicht das Festhalten, sondern das Loslassen ist. Es brauche Gnade – und Mut, lautet Treyas letzter Tagebucheintrag, als sie wusste, dass ihr Tod nahe war. Den Mut, dem Tod ins Gesicht zu sehen, und die Gnade, sich in einer großen Liebe aufgehoben fühlen zu dürfen.

Das Buch legt auf bewegende Weise Zeugnis ab von der Erfahrung, dass sich Liebende, die sich durch den Tod zu verlieren drohen, noch stärker suchen und finden können: „Ich spürte und ahnte einfach, was sie jeweils brauchte oder sich wünschte, manchmal sogar, bevor sie selbst daran dachte"[9], erinnert sich Wilber. Es war fast so, als gäbe es nur noch ein Herz, nur noch einen Geist. Gemeinsamkeiten und liebende Fürsorge haben eine Nähe entstehen lassen, die auch der Tod nicht zerstören kann. Und obwohl sie voneinander Abschied nehmen müssen, spüren am Ende beide, dass ihre Liebe auf einem Fundament ruht, das den Tod überdauern wird.

14

Selbsterfahrungsberichte über das Weiterleben nach dem Tod des Partners werden meist von älteren Menschen geschrieben.

Aber der Tod hat keinen Zeitplan. Tödliche Krankheiten können jeden Menschen treffen. Jederzeit. Die Schwedin Pernilla Glaser war 21 Jahre alt, als ihr Freund an Krebs erkrankte, und 22, als er starb. In ihrem Buch „Tanz auf dünnem Eis" (1995) beschreibt sie, wie sie die Zeit der Krankheit ihres Partners erlebt und wie sein Tod ihren Blick auf die Welt verändert hat.

Pernilla und Robson arbeiten beide am Theater. Sie sind ein junges Paar, unbeschwert und lebensfroh. Durch Robsons Erkrankung ändert sich alles. Er wird operiert, muss sich Chemotherapien unterziehen. Mit starken Schmerzmitteln und zwei Krücken, auf denen er sich vorwärts bewegt, wird er schließlich aus der Klinik entlassen. Der Kampf ums Überleben beginnt.

In einer sehr bildhaften Sprache beschreibt Pernilla Glaser dieses neue Leben zu zweit, das unter ganz anderen Vorzeichen steht: „Wir sind allein in deiner Wohnung. Aber es ist, als wären wir zu viert. Du und ich, deine Krankheit als eine eigene Gestalt, wie ein Tier in dir, und der Tod wie ein Schatten in einer Ecke. Es ist, als würden wir vier miteinander verhandeln und Kompromisse schließen."[1]

Die Nähe wird durch die Bedrohung durch den Tod noch intensiver. Aber die Krankheit schreitet voran, macht Angst. Der gemeinsame Lebensweg, der einst grenzenlos und nach jeder Richtung hin offen schien, verengt sich immer mehr zu einem schmalen Spalt. Pernilla Glasers Partner, der vor kurzem noch Motorrad fuhr, Basketball spielte, tanzte und als Rapper auf Musikbühnen stand, wird immer schwächer, ist nur noch ein Schatten seiner selbst. „Ich lebe dicht neben dir, aber dennoch ganz allein. Du verbringst den ganzen Tag schlafend auf dem Sofa", klagt Glaser. „Schweigend kehrst du dich nach innen. Du siehst mich mit abwesendem Blick an." Robson zieht sich geschwächt und mit sich selbst beschäftigt zurück. Eine zunehmende Entfremdung tritt ein, der Tod wirft seine Schatten voraus. „Ich muss an Tiere denken, die einen einsamen Platz im Wald aufsuchen, um dort zu sterben"[2], schreibt Glaser.

Auch in aussichtsloser Lage wollen beide die Hoffnung nicht aufgeben. Sie informieren sich über alternative Behandlungsmöglichkeiten, versuchen Krankenakten und Ärztebriefe zu entschlüsseln, scheitern oft am Medizinerlatein. Nachdem Ärzte eine weitere Operation als sinnlos ablehnen, überlegen sie, ins Ausland zu gehen. Ein Aufbäumen gegen das Schicksal, eine Gegenwehr, die alle Register zu ziehen versucht. Es kostet Kraft und Zeit, sich auf das Unausweichliche einzustellen. Die Krankheit zerstört Robsons Körper mehr und mehr. Am Ende ist er so geschwächt, dass Glaser bereit ist, zu sagen: „Liebster, lass jetzt einfach los. Geh davon. Das ist schon in Ordnung so."[3] Wenig später stirbt er.

Die Trauer beginnt nicht erst nach dem Tod eines geliebten Menschen. Oft beginnt sie schon dann, wenn man um ihn bangt. Diese Zeit des Bangens, des vorweggenommenen Abschieds, steht im Zentrum von Pernilla Glasers Buch. Doch auch das, was sie über die Zeit danach zu sagen hat, ist viel, weil ihre Worte das Wesen der Trauer sichtbar werden lassen und dem Tod etwas entgegensetzen. Etwa in dem Moment, als sie nach Robsons Tod im Krankenhaus neben seinem Bett sitzt: „Ich sehe dich an. Das bist nicht du. Du bist jetzt in mir. Von jetzt an wirst du immer ein Teil von mir sein."[4]

Die Trauer besteht aus liebevollen Erinnerungen, aber auch aus einem Schmerz, der manchmal fast wahnsinnig macht. Und aus Orientierungslosigkeit, Erschöpfung. Pernilla Glaser spricht auch von ihrer Verunsicherung und Angst. Sie weiß nicht, was das Leben von ihr will – nicht einmal, ob sie selbst noch etwas vom Leben wissen will. Auch die Hoffnung, dass alles nur ein böser Traum war, dieses irrationale Wunschdenken, der Tod könnte rückgängig gemacht werden – magisches Denken wie bei Joan Didion – es hört nicht auf: „Du fehlst mir so sehr, dass ich es kaum ertrage. (...) Jetzt will ich, dass du mit allem, was unser war, zurückkommst. Ich bin allein gewesen und habe mich allein durchgeschlagen. (...) Ich habe die Prüfung bestanden. Jetzt kannst du zurückkommen und meine Belohnung sein."[5]

Die Toten kommen aber nicht zurück. Und die Trauer ist wie ein Tanz auf dünnem Eis. Auch wenn man glaubt, alles sei endlich unter Kontrolle: Man kann jederzeit durchbrechen. Es gibt aber auch etwas, was trägt. Am Ende ihres Buchs „Tanz auf dünnem Eis" schreibt Glaser: „In mir lebst du unverändert stark weiter. Wenn ich über dich spreche, sehe ich dich ganz klar vor mir. Es macht mich froh und gleichzeitig traurig, mich an dich zu erinnern. Das, was mich schmerzt, ist das, was mich heilt."[6] Den Abschied zu gestalten, die Erinnerungen zu bewahren und etwas durch den Tod Unzerstörbares in das neue, nun völlig veränderte Leben hinüberzuretten: Das ist die Aufgabe der Trauer, der Pernilla Glaser in diesem Buch auf eindringliche Weise Worte gibt.

15

Viele Menschen verlieren ihren Partner schon in jungen Jahren, so wie Pernilla Glaser. Allein in Deutschland leben rund eine halbe Million verwitwete Frauen und Männer im Alter zwischen 20 und 55. Der Tod bricht oft schon früh in das Leben ein und beendet den gemeinsamen Lebensweg, der gerade erst begonnen hatte. „Trauer ist wie ein großer Felsbrocken. Wegrollen kann man ihn nicht. Zuerst versucht man, nicht darunter zu ersticken. Dann hackt man ihn Stück für Stück kleiner, und den letzten Brocken steckt man in die Hosentasche und trägt ihn ein Leben lang mit sich herum."[1] Dieses Zitat findet sich in dem Internet-Forum verwitwet.de. Es beschreibt sehr treffend, was der abstrakte und nüchterne Fachbegriff „Trauerarbeit" bedeutet.

Viele Menschen versuchen Tag für Tag, diesen riesigen Felsbrocken Trauer, der in ihr Leben gestürzt ist, irgendwie kleiner zu machen. Das Internet-Forum verwitwet.de gibt ihnen hierzu die Möglichkeit. Ins Leben gerufen wurde es 1999 von Oliver Scheithe nach dem frühen Tod seiner Frau. Er selbst blieb mit drei kleinen Kindern zurück. Er musste nicht nur mit seiner Trauer fertig werden, sondern auch sein Leben neu organisieren und suchte den Austausch mit anderen Betroffenen.

Verwitwet.de wurde bald eine sehr lebendige Plattform für Männer und Frauen, die bereits in jungen Jahren ihren Partner verloren haben. Das Angebot von verwitwet.de ist groß. Es umfasst Informationen für Hinterbliebene, stellt Bücher vor und bietet Betroffenen die Möglichkeit, miteinander in Kontakt zu treten. Es hilft vielen Menschen dabei, den Felsbrocken ihrer Trauer Stück für Stück kleiner zu machen.

Im direkten Austausch Verwitweter werden dort auch ganz lebenspraktische Fragen zum Thema. Fragen wie: Was kann ich für meine Kinder tun, die mit dem Verlust eines Elternteils leben müssen? Das von Gerd Laudert-Ruhm und Susanne Oberndörfer herausgegebene Buch „Und das Leben bekommt mich zurück" (2005) enthält 240 Beiträge unterschiedlicher Trauernder für das Internetforum verwitwet.de, die thematisch verschiedenen Kapiteln zugeordnet sind wie „Alltagsbewältigung", „Sorge um unsere Kinder", „Tod nach Krankheit und plötzlicher Tod", „Den Schmerz von der Seele schreiben", „Lebensfreude" und andere mehr. Es ist ein Buch, das sehr intime Einblicke in die Gefühlswelt und den Erfahrungsaustausch von Trauernden gibt.

In meinem Buch „Mit der Trauer leben" (2007) habe ich über eine Frau berichtet, die nach dem Tod ihres Mannes das Internetforum verwitwet.de regelmäßig besucht hat. Sie sagte mir: „Es klingt vielleicht übertrieben, aber das hat mir das Leben gerettet". Warum? „Mir wurde plötzlich klar: Andere müssen ebenfalls oft schon früh den Tod ihres Partners ertragen. Und unter ihnen gibt es viele, die es schwerer haben als ich."[2]

Trauernde brauchen Menschen, die ihnen zuhören. Menschen, denen sie sich mitteilen, die sie um Rat fragen können. Sie brauchen einen Ort, an dem sie zumindest einen Teil ihrer Last abladen können. Im Internet ist die Kommunikation zwar persönlich, aber ohne ein direktes Gegenüber. Das muss aber kein Nachteil sein. Zum einen bietet die Anonymität einen gewissen Schutz. Zum anderen kommen die Teilnehmer durch die Fokussierung auf ein Thema meist direkt zum Kern des Problems. Die Kontakte sind sehr intensiv. Und wer will, kann sich jederzeit zurückziehen. Die Beiträge im Internetforum, von denen das Buch „Und das Leben bekommt mich zurück" einen kleinen Ausschnitt dokumentiert, zeigen, wie wichtig es ist, der Trauer Worte zu geben. Denn Trauernde merken, dass sie mit ihrem Leid nicht alleine stehen, weil sie einander Mut machen, Erfahrungen austauschen und voneinander lernen können, den Felsbrocken Trauer Stück für Stück kleiner zu machen.

16

Die amerikanische Schriftstellerin Joyce Carol Oates war 47 Jahre lang mit dem Lektor und Verleger Raymond Smith verheiratet. Er starb eine Woche, nachdem er mit einer Lungenentzündung ins Krankenhaus gebracht wurde. „Mein Mann ist gestorben, mein Leben ist zerbrochen."[1] So lautet der erste Satz von Oates' Buch „Meine Zeit der Trauer" (2011), in dem sie ihren Verlust zum Thema macht und Worte zu finden versucht für das, was von ihrem eigenen Leben übrig geblieben ist. „Einen Menschen zu verlieren, mit dem man 47 Jahre verheiratet war, ist, als verlöre man einen Teil von sich selbst – den wertvollsten Teil. Der gebliebene Rest kommt mir so dezimiert vor, so kaputt."[2]

Oates sträubt sich innerlich dagegen, weiterzuleben. Sie empfindet es als unwürdig und egoistisch, weiterzuleben, als ob sich nichts geändert hätte: Gedanken, sich das Leben zu nehmen, machen sich in ihrem Kopf breit. Sie denkt darüber nach, eine Überdosis Medikamente zu schlucken, um ihrem Mann nachzufolgen und dieser Welt den Rücken zu kehren. Eine Nacht durchschlafen zu können, ohne Störungen. Und dann nicht mehr aufzuwachen. Ohne ihre Freunde, bekennt Oates, wäre sie sehr wahrscheinlich nicht mehr am Leben.

In ihrem Roman „Du fehlst"[3] (2008), einem Porträt familiärer Beziehungen, erzählt Oates die Geschichte vom Tod einer Mutter und der großen Lücke, die sie hinterlässt. Das Buch erschien in den USA zwei Jahre nach dem Tod von Oates' Mutter und spiegelt in Teilen gewiss auch eigene Verlusterfahrungen der Autorin. Aber es ist ein Roman, eine fiktive Geschichte. „Meine Zeit der Trauer" dagegen ist von der ersten bis zur letzten Zeile autobiografisch. Oates gibt darin Einblicke in ihr eigenes Leben und Empfinden. Sie beschreibt viele für Trauernde typische Reaktionen auf einen Verlust: Wut auf Ärzte, die den Tod nicht verhindert haben; Wut auch auf ihren Mann, weil er sie alleingelassen und durch sein Sterben das gemeinsame Leben zerstört hat; Hilflosigkeit – und die Angst vor dem, was noch kommen mag: „Die große Angst der Witwe ist, dass sie, weil sie nicht mehr klar denken und sich kaum noch auf den Beinen halten kann, dass sie, weil ihr Herz gebrochen ist, ganz und gar zusammenbrechen wird, dass diese wild dahinjagenden Gedanken sie fortreißen werden."[4]

Oates fürchtet, dass nach dem Tod ihres Mannes auch ihre Erinnerung an ihn langsam schwindet. Selbst das Haus, in dem sie so lange gemeinsam gelebt haben, ist ihr kein Trost: „Die Schwierigkeit ist, in einem Haus zu leben, aus dem sich der Sinn verabschiedet hat, wie Luft aus einem Ballon entweicht. Ein langsames, aber tödliches Schwinden. Und eines Tages ist der Ballon platt."[5]

In Oates' Zeugnis über die Zeit ihrer Trauer finden sich Sprachbilder von großer Ausdruckskraft, aber auch zahllose Schilderungen belangloser Einzelheiten. Ihre Beschreibung der Trauer geht leider nur selten in die Tiefe, dafür oft in die Breite. Sie zitiert zum Beispiel seitenlang aus Mails, die sie erhielt oder selbst schrieb, berichtet über Arztbesuche, ihren Medikamentenkonsum und füttert den Leser mit einer Fülle von Details, die vom eigentlichen Thema wegführen und den Umfang des fast 500 Seiten umfassenden Buchs unnötig aufschwemmen. Eigentlich nicht verwunderlich bei einer Autorin, die mehr als 50 Romane und Hunderte Essays und Erzählungen veröffentlicht hat – aber gerade bei einem so persönlichen Thema wie der eigenen Trauer nach dem Tod des Ehemanns wäre eine Konzentration auf das Wesentliche wünschenswert, wäre weniger mehr gewesen. „Meine Zeit der Trauer" ist in letzter Konsequenz auch unglaubwürdig. Die Trauer wandelt sich, die Last, die Hinterbliebene zu tragen haben, wird leichter, der Schmerz wird erträglich und verschwindet irgendwann vielleicht ganz. Anders wäre es ja auch nicht auszuhalten. Die Tatsache aber, dass Oates wieder geheiratet hat, noch bevor dieses Buch – in dem sie so oft beteuert, dass ihr Herz zerrissen und ihr Leben zerbrochen sei – erschien, stellt ihre Ausführungen infrage und reduziert sie auf bloße Momentaufnahmen eines Zustands, der schon längst wieder überwunden ist.

17

Der Tod kommt zu den Menschen auf unterschiedliche Weise. Manchmal nähert er sich sehr langsam. Manchmal kommt er ganz schnell. Wenn der Tod plötzlich und ohne Vorwarnung ein Leben beendet, ist er für Angehörige und Freunde, die zurückbleiben, noch schwerer zu verstehen. Die französische Schriftstellerin Brigitte Giraud beschreibt in „Das Leben entzwei" die Lähmung und die Trauer nach einem solchen Tod.

Das Buch beginnt mit den beiden kurzen Sätzen: „Heute Abend ist Claude gestorben. Ich habe ihn geliebt."[1] Girauds Mann starb durch einen Motorradunfall. Im Untertitel ihres Buches steht „Roman", gleichzeitig wird es als „wahre Geschichte" bezeichnet. Ob der Text zu hundert Prozent autobiografisch und die Ich-Erzählerin also mit Giraud identisch ist, bleibt in der Schwebe. Aber es spielt letztlich keine Rolle. Giraud beschreibt vor dem Hintergrund ihres eigenen Verlusts, wie die Trauer nach dem plötzlichen Tod eines geliebten Menschen das Leben verändert.

Die Ärzte im Krankenhaus sagten ihr, sie hätten nichts mehr tun können. „Eben hat man noch gelebt, nun ist man tot. Eben war die Haut noch warm, jetzt wird sie kalt. Es gäbe noch viel zu sagen, aber es gibt nur noch Schweigen", schreibt Giraud und fragt: „Was trennt das Leben vom Tod? Einen Moment davor war man noch alles, und dann plötzlich ist man nichts mehr. Nichts. Man hat keine Stimme mehr, man liebt nicht mehr, man weiß nichts mehr. Weiß nicht mehr, dass man eine Frau hat und einen Sohn."[2]

Die Erzählerin beschreibt den Moment, in dem sie vom Unfall ihres Mannes erfährt, und die darauf folgenden Tage – bis hin zur Trauerfeier und Beerdigung. Die Aushändigung der Sterbeurkunde. Die Fahrt ins Krankenhaus, wo ihr die Habseligkeiten ihres toten Mannes in einem großen blauen Plastiksack ausgehändigt werden: die Kleider, die er zum Zeitpunkt des Unfalls trug, seine Brieftasche, ein Schlüsselbund, ein Armband und anderes mehr. „Der Mensch, den du geliebt hast, ist plötzlich nur noch ein Körper, eine Leiche", schreibt Giraud. „Aus einem Mann ist eine unbewegliche, starre Hülle geworden. Für die nichts mehr eine Rolle spielt."[3] Es ist nicht zu begreifen. Wie um die Wirklichkeit langsam in ihrem Bewusstsein zu verankern, versucht die Erzählerin, mit einfachen Sätzen das Unfassbare in Worten festzuhalten: „Vor dir liegt der Mann, mit dem du zwanzig Jahre deines Lebens verbracht hast und der bei einem Motorradunfall ums Leben gekommen ist. Er liegt in einer Plastikhülle, seine Augen sind für immer geschlossen."[4]

Der Tod kommt, und niemand ist auf ihn eingestellt. Die Autorin wollte mit ihrem Mann und ihrem Sohn in wenigen Tagen umziehen, zum ersten Mal in ein Haus mit vielen Zimmern und einem Garten. Nun muss sie stattdessen einen Friedhof suchen und dort eine Grabstelle auswählen für die starre Hülle, die einmal ihr Mann gewesen ist. Ihr achtjähriger Sohn befindet sich zum Zeitpunkt des Unfalls auf einem Schulausflug und weiß noch nicht, was passiert ist. Wie sagt man einem Achtjährigen, dass sein Vater gestorben ist? Der Arzt rät ihr, die Wahrheit zu sagen – in einfachen, verständlichen Worten. „Ich habe es ausgesprochen", schreibt Giraud. „Ich habe die brutalsten, grausamsten Worte gesagt, die es gibt, in einem Satz, in dem sowohl das Wort ‚Papa' als auch das Wort ‚tot' vorkommen. Aus meinem Mund ist dieser schreckliche Satz gekommen."[5]

Das Leben ist aus den Fugen. Die Autorin ist sich fremd geworden, fühlt sich nicht mehr wie sie selbst, sondern wie eine andere – so als ob die Person, die sie einmal gewesen war, zusammen mit ihrem Mann verschwunden wäre. Aber sie muss weiterleben, denn sie hat einen Sohn. Und sie muss die Dinge erledigen, die nun zu tun sind. Fragen beantworten, die ihr im Bestattungsinstitut gestellt werden – ob eine kosmetische Behandlung gewünscht wird; welche Kleidung der Tote tragen soll. Und draußen dreht sich die Welt weiter, als ob nichts passiert sei. „Ich weiß nicht mehr, was normal ist und was nicht, oder was real ist"[6], schreibt Brigitte Giraud und fragt sich: „Warum sitzen alle anderen, die normalen Menschen, denen so etwas nie zustößt, um diese Zeit im Büro, warum freuen sich andere gerade auf ihre Ferien, während ich hier im Bestattungsinstitut eingesperrt bin?"[7]

Der Tod verändert alles. Die Welt steht auf dem Kopf. Nichts ist mehr normal. Selbst der Körper des Mannes, den sie geliebt hat, ist ihr plötzlich fremd. Im Bestattungsinstitut, in einem kleinen Raum mit vier nackten Wänden, kommt es zur letzten Begegnung mit Claude. „Vor mir liegt ein Gesicht, dessen Ausdruck ich nicht kenne", schreibt Giraud. „Zwanzig Jahre habe ich mit diesem Mann zusammengelebt, und nun dieser mir völlig fremde Gesichtsausdruck. Wer da vor mir liegt, das ist nicht er – er ist woanders, schon weg, entflohen. Ich begreife plötzlich, was ‚Leiche‘ heißt."[8] Eine Leiche ist eine starre Hülle, die nur noch entfernte Ähnlichkeit hat mit dem Menschen, der sie einmal ausfüllte.

Die Frage nach dem Warum. Der Tod stellt Hinterbliebene vor vollendete Tatsachen. Um wenigstens einen Rest Kontrolle zu behalten, versucht die Erzählerin, die Ursache dieses Todes zu begreifen. Sie geht zur Polizei, lässt sich den Hergang des Unfalls schildern, um zu verstehen, was passiert ist. Um in dem Ganzen wenigstens irgendeine Art von Logik zu erkennen. „Und schon verbeißt du dich in Details. In die Logik des Todes", analysiert Giraud dieses Denken. „Nur die Details können dich am Leben halten. Du klammerst dich in jeder Sekunde an irgendein lächerliches Detail, weil das Grundlegende nicht mehr existiert."[9] Nach der Rückkehr in die gemeinsame Wohnung fällt der Blick der Erzählerin auf die Platte, die Claude zuletzt gehört hat, sie lässt sich auf den Sessel sinken, den sie gemeinsam auf dem Flohmarkt gekauft haben, will am liebsten von diesem Sessel verschlungen werden, sich auflösen, einfach weg sein. Es scheint, dass auch die Gegenstände in der gemeinsamen Wohnung den Sinn, den sie einmal hatten, verloren haben.

Die ersten Tage nach dem Tod eines geliebten Menschen haben ihre eigene Logik. Es gibt ein Pflichtprogramm, das zu bewältigen ist. Das Gespräch mit dem Arzt im Krankenhaus, der Gang zur Polizei, zum Bestattungsinstitut. Die Vorbereitung der Trauerfeier, das Gespräch mit dem Pfarrer, der die Erzählerin wütend macht, weil er erklärt, dass ihr Mann weiterlebt. „Dabei sehe ich doch genau, dass Claude nicht mehr hier ist, wozu diese lächerliche Anstrengung? Ich habe den Pfarrer nicht darum gebeten, mir irgendwelche Märchen zu erzählen."[10] Das Lesen der Trauerpost, die in den Umschlägen mit den schwarzen Rändern steckt. Zum Teil enthalten diese Trauerbriefe nur seelenlose Formeln, manchmal aber auch ehrliche, hilfreiche und tröstende Worte. Sie klammere sich an diese nackten Worte wie an ein rettendes Floß, schreibt Brigitte Giraud.

Worte der Trauer. Was können sie ausdrücken? Was ist zu viel? Was ist zu wenig? Die Autorin überlegt, was sie selbst auf der Trauerfeier, bei der sie sprechen will, den Gästen sagen soll. Nichts Konventionelles soll es sein, nichts Falsches oder Deplatziertes. Nichts Literarisches will sie ausformulieren, keine geschliffenen Sätze, sondern nur den richtigen Ton treffen. Pathos will sie vermeiden – und Worte wie Schicksal, Weg, Frieden oder Jenseits. „Ich muss mich der Geschichte unserer Liebe gewachsen zeigen und auch dem Schmerz. Den jedoch will ich nicht zum Ausdruck bringen, ich muss lernen, ganz einfach zu schreiben, so einfach wie möglich"[11], macht sie sich selbst zur Vorgabe.

Einfache, klare Sätze, die versuchen, dem Unbegreiflichen Gestalt zu geben, prägen das gesamte Buch von Brigitte Giraud. Es ist der Versuch einer nüchternen Bestandsaufnahme, einer Selbstbeobachtung, einer rationalen Analyse des inneren Zustands, nachdem der Partner tot und der Sinn des eigenen Lebens zerbrochen ist. Das Leben entzwei. Und doch gibt es auch Stellen, an denen Giraud für die Beschreibung der Verlorenheit einer Trauernden sprachgewaltige Bilder findet, die aus dem Strom der einfachen, klaren Sätze umso eindrucksvoller hervortreten. „Ich bin jenseits aller Träume an einer unbekannten Küste, von der man vielleicht niemals wiederkehrt. Ich bin auf meiner eigenen Insel, abgetrennt von der Welt. Unmöglich für andere, mich zu erreichen", schreibt Giraud über die Selbstwahrnehmung in der Trauer: „Ich bin ein prähistorisches Reptil, von einem dicken Panzer geschützt. Ich lebe außerhalb der Zeit, bin ein Meteorit, der sich von seinem Planeten gelöst hat und nun ziellos durch den Weltraum schießt."[12]

Brigitte Giraud gibt der Trauer Worte – auf unaufdringliche, aber sehr eindringliche Weise. Ihr Buch ist eine Gratwanderung zwischen autobiografischer Erzählung und dem Versuch der Schilderung allgemein menschlicher Erfahrungen, zwischen dem nur sachlichen Benennen der Dinge und dem Aufblitzen des Schmerzes, dem sie in ihrem Text nur stellenweise Raum gibt. Es beschreibt die Begegnung mit dem Tod, die das Leben von Grund auf verändert, und den Versuch, die noch brauchbaren Stücke des zerbrochenen Lebens zu etwas Neuem zusammenzusetzen. Die Unfassbarkeit des Todes, die den Verstand und vor allem das Herz überfordert, die Schutzmechanismen, die die Psyche entwickelt, und die Irrationalität der Trauer – das, was Joan Didion „magisches Denken" nennt – gießt Giraud in einfache Sätze, die nicht mehr sagen als nötig, dies aber sehr genau. Sätze, die lange nachhallen. Sätze, die einen Einblick geben in die verstörende Welt der Trauer, wie durch eine nur einen schmalen Spalt weit geöffnete Tür.

Wie erträgt man den Tod? „Man erträgt das alles nur, weil man es nicht wirklich glaubt", schreibt Giraud. „Ich habe soeben das tragischste Erlebnis meines ganzen Lebens hinter mich gebracht, doch zum Glück ist es gar nicht wahr. Bald werde ich aus diesem Albtraum erwachen. Er wird zurückkehren. Er wird wieder da sein."[13] Magisches Denken.

Was bleibt von der Liebe, vom Glück? Eine Frage, vielleicht sogar die entscheidende Frage, die Trauernde nach dem Tod eines geliebten Menschen beschäftigt. Was nützt die Liebe, wenn sie nicht in der Lage ist, so etwas zu verhindern?, fragt Giraud. Liebende halten sich oft für unsterblich, aber die Liebe, mag sie auch noch so groß sein, schützt nicht vor dem Tod. Das Glück wird oft als selbstverständlich hingenommen – was es nicht ist. Das Glück ist zerbrechlich. Die Trauer ist der Preis für das Glück, das einmal das Leben erfüllt hat. Und sie ist zugleich Erinnerung an das Glück – eine Erinnerung, die bleibt und vielleicht irgendwann trösten kann. „Heute, wo mir nichts mehr bleibt, weiß ich das", schreibt Giraud, „und ich kann endlich sagen, wie schön es war."[14]

18

Die Liebe ist ungleichmäßig verteilt auf dieser Welt. Sie ist ein Geschenk, das sich nicht einfordern oder erzwingen lässt. Manche erfahren sie im Überfluss, andere suchen ein Leben lang vergeblich nach ihr. Connie Palmen und Ischa Meijer gehören zu denen, die die Liebe kannten. „Ich erinnere mich an das Glück", schreibt Palmen: „Es war so groß, dass es weh tat."[1]

1991 treffen die niederländische Schriftstellerin, deren Erstlingsroman „Die Gesetze" gerade die Bestsellerlisten stürmt, und der Journalist Ischa Meijer erstmals aufeinander. Eine Begegnung, die beider Leben von Grund auf verändert. Sie erfahren, was es heißt, „unzertrennlich mit jemandem zusammen zu sein".[2] Das Gefühl, das beide verbindet, wird wichtiger als alles andere. Die Zeit ohne einander macht kaum noch Sinn. Die Freude, sich im Gegenüber zu verlieren und wiederzuerkennen, lässt die Zeit wie im Flug verstreichen. Es sollte für immer so weitergehen. Doch plötzlich ist alles vorbei. 1995 stirbt Ischa Meijer 52-jährig an einem Herzinfarkt. Connie Palmens Welt zerbricht. Auf den Schock folgen die Angst, die Verzweiflung, das Unaussprechliche. Das Nicht-Wahrhaben-Wollen und Doch-Begreifen-Müssen.

Connie Palmen war 39 Jahre alt, als ihr Geliebter starb. Die Erinnerung an ihn, an das gemeinsame Leben, und die Auseinandersetzung mit ihrer Trauer sind Thema des Buches

„I.M. Ischa Meijer In Margine In Memoriam" (1999). Die beiden Anfangsbuchstaben sind die Initialen des Namens ihres toten Partners, sie stehen aber auch für die Erinnerung. Es ist ein Buch über Liebe und Tod und das, was bleibt. Für immer niemals mehr – dieses Wortgespann ergreift nach dem Tod ihres Partners von Connie Palmen Besitz. Für immer wollten sie zusammen sein. Der Tod trennt diese Verbindung. Niemals mehr werden sie zusammen sein. Und doch bleibt das, was beide verbindet. Für immer niemals mehr – manchmal, je nach Stimmungslage, überwiegt das „für immer", dann wieder das „niemals mehr".

Oft erscheint Palmen die Gegenwart unerträglich, die Zukunft bedrückend und sinnlos. Sogar die Vergangenheit wird von Schwermut überlagert. Sie schreibt: „Sein Tod durchkreuzt und färbt alles, was ich höre und erlebe. Ein einziges Wort kann schon genügen, um den gähnenden Abgrund der Erinnerung aufzureißen, und jede Erinnerung tut mir weh."[3] Das Alltägliche wird zum Alptraum, auch Amüsantes und Schönes, weil sie es nicht mehr teilen kann.

Connie Palmens autobiographisches Journal beschreibt ein großes Glück und den Zusammenbruch, der auf den Verlust dieses Glückes folgt. Es ist Liebeserklärung und Selbsterforschung zugleich. Wie das in ihm beschriebene Leben ist auch das Buch Fragment geblieben. „In Margine", der erste Teil, setzt der Erinnerung an die Liebe ein Denkmal und bricht nach Ischa Meijers Tod abrupt ab. „In Memoriam", der zweite Teil und eigentliche Kern des Buchs, versucht, die Dimensionen des Schmerzes auszuloten. Beschreibt die Anstrengung, das Unvorstellbare einzuordnen, und den Versuch, sich selbst neu zu erfinden.

Was bleibt, ist die Trauer. Und die Frage, wie es weitergeht. Ob überhaupt. „Was ich anderen sagen kann, ist, dass ich in der Hölle lebe. An meinem Zustand ist nichts Unklares"[4], schreibt Palmen über ihre Trauer. An ihren toten Partner denkend, ergänzt sie: „Ich denke, dass ich froh darüber bin, diejenige von uns beiden zu sein, die als letzte stirbt, dass Ischa diesen Schmerz, den ich jetzt habe, nicht durchzumachen braucht."[5]

Die Entfremdung von der Welt, die über den Tod des Geliebten einfach hinweggeht und in ihrem gewohnten Rhythmus weiterklappert, findet präzisen Ausdruck. Ebenso die Angst, dass letztlich nichts bleiben wird als Erinnerungen und Tränen: „Ich beginne mich an den Gedanken zu gewöhnen, dass ich großen Kummer habe, einen Abwesenden liebe und damit lebe."[6] Palmen schildert, wie der Tod des Lebenspartners ihr eigenes Leben verändert. Dieser Blick in den Abgrund nimmt im Verhältnis zum ersten Teil des Buchs nur wenig Raum ein – insgesamt 40 Seiten. Aber auf diesen 40 Seiten findet die Trauer zur Sprache, findet Palmen klare Worte für den seelischen Ausnahmezustand, in den Hinterbliebene nach dem Tod eines geliebten Menschen katapultiert werden.

Palmen stellt sich die Frage, wie es weitergeht – und immer wieder die Frage, was bleibt. Auf die Frage, was von Ischa bleiben werde, sagt eine Freundin des Paars nur ein Wort: „Connie". Was bedeutet das? Dass der tote Partner in dem Überlebenden weiterlebt, einfach deshalb, weil sich beide zu Lebzeiten so nahe waren. Der Faden, der beide verbindet, reißt nicht ab. Die Erkenntnis lautet: Solange ich da bin, bist auch du noch da. Die Suche nach einer Formel, die Halt geben könnte, findet auf diese Weise doch noch eine Antwort. Die Antwort ist die Erkenntnis, dass Liebe nicht stirbt, sondern über den Tod hinaus Gemeinsamkeit schafft und verbindet.

19

Menschen sterben. Jeder Mensch stirbt. Erinnerungen bleiben, aber auch sie verblassen mit der Zeit. Worte können etwas festhalten, das Vergessen aufhalten. „Schriftsteller schreiben gegen den Tod an", erklärt Connie Palmen. „Das Verblassen der Erinnerungen hat etwas von einem zusätzlichen Tod, von einem Verrat an der Liebe. Ich muss gegen das Vergessen anschreiben."[1]

Einige Jahre nach Ischa Meijers Tod lernt Palmen Hans van Mierlo kennen, den ehemaligen Außenminister der Niederlande. Sie verliebt sich erneut, die beiden werden ein Paar. Auf den Tag genau elf Jahre und elf Tage später heiraten sie. Kurz darauf wird Hans van Mierlo schwer krank. Wenige Monate später stirbt er.

Der neue Tod habe es etwas weniger eilig gehabt, schreibt Palmen in Anspielung auf Ischa Meijer. Damals kam der Tod ohne Vorwarnung. Ein Herzinfarkt beendete das Leben ihres Partners, das Leben zu zweit, von einem Moment auf den anderen. Die Tode unterscheiden sich. „Bei dem Tod, dem eine Krankheit vorausgeht, setzt die Trauer im Leben ein. Ohne dass man die Hoffnung aufgibt, ohne dass man es an sich heran lässt, dass es kein Kranken-, sondern ein Sterbebett ist, trauert man um das Leben, das noch ist, das man festhalten möchte, während man schon dabei ist, Abschied zu nehmen", schreibt Palmen. „Man glaubt es nicht, man kann es sich nicht vorstellen, es ist undenkbar – und doch."[2]

Sechs Wochen nach dem Tod ihres Mannes beginnt Palmen zu schreiben – über die Krankheit, die Liebe und den Tod. Schreiben könne man es eigentlich nicht nennen, erklärt sie, sie mache lediglich Notizen über Liebe und Tod. Die tagebuchartigen Einträge beginnen am 28. April 2010 und enden mit dem 11. September 2011. Ihre Gedanken über Verlust, Verzweiflung, Erinnerung und Wiederverortung des eigenen Ichs im Leben hat sie in ihrem „Logbuch eines unbarmherzigen Jahres" (2013) zusammengefasst. Log ist ein Begriff aus der Schifffahrt. Mit einem Log, das man ins Wasser senkt, wird die Schiffsgeschwindigkeit gemessen. Es misst die Distanz, die zurückgelegt wurde. Der Begriff Logbuch erscheint Palmen daher treffender als Tagebuch, weil sie schreibend ein Log in den Strom ihres Kummers zu senken und dessen Tiefe zu peilen versucht. Anders als ihr Journal „I. M.", in dem Palmen vor allem das Leben mit ihrem Geliebten festhielt, um gegen das Vergessen anzuschreiben, ist dieses Buch in erster Linie eine Auseinandersetzung mit der Trauer – ihrer persönlichen und der Trauer als allgemein menschlicher Erfahrung.

Dazu zählt die Empfindung, dass das Leben oft seinen Sinn verliert und nur noch als Last erscheint: „Das kommende Jahr und noch länger leben zu müssen, ohne Lust dazu zu haben, sich vor jedem Tag zu grausen, der vernichtet, zertrümmert, durchgenagt, beseitigt, hinter sich gebracht werden muss, um den nächsten anzugehen, der ganz genauso verwüstet werden muss. Ich frage mich, ob ich das durchhalte."[3] Palmen schreibt, dass die Stimmung der Trauer zuweilen dem Zustand des Wahnsinns gleicht: „Trauer macht schizophren. Wo ich gehe und stehe, habe ich einen Mann an meiner Seite, der nicht mehr ist."[4]

Ohne den geliebten Menschen weiterleben zu müssen ist eine Aufgabe, die Trauernde anfangs überfordert – weil etwas auseinandergerissen wurde, was zusammengehört. „Man fällt aus dem heraus, was einen zusammenhielt, der Form dessen, was man ist, und damit fällt man auch aus sich selbst heraus, aus der Einheit, die ein ‚Selbst' ist, die aber nur dank des anderen besteht"[5], schreibt Palmen. Das harte Gesetz, das für Liebende gilt, bringt sie auf die Formel: Sobald das „Wir" nicht mehr da ist, bricht das „Ich" zusammen, zerfällt in seine einzelnen Bestandteile.

Trauer beklagt die Abwesenheit eines geliebten Menschen. Ohne Liebe ist Trauer gar nicht denkbar. In ihren Notizen über Liebe und Tod nähert sich Palmen diesem Zusammenhang auf unterschiedliche Weise. Trauer sei Verliebtheit ohne die Hoffnung auf Erlösung, stellt sie fest. Sie denkt auch über das rätselhafte Wesen der Liebe, ihren Ursprung, nach. Denn man liebt einen Menschen nicht für das, worin er gut ist. Das ist keine Liebe, sondern Schwärmerei, Bewunderung, Verehrung. Wer einen Menschen liebt, liebt gerade auch seine Unvollkommenheiten und seine Schwächen.

Das Aufeinanderbezogensein wird durch den Tod beendet. Palmen weiß, dass sie nach dem Tod ihres Mannes nicht nur darunter leidet, dass sie ihn nicht mehr sieht, sondern auch daran, dass sie von ihm nicht mehr gesehen wird. „Sehen und gesehen werden und um diesen Blick wissen, voneinander wissen, darauf vertrauen, dass dieser Blick langmütig ist, wohlwollend, mitleidvoll und nachsichtig."[6] Rechnungen werden aufgemacht, um im Tod doch noch etwas Gerechtes zu entdecken, das mit dem Leid versöhnt. „Mich tröstet einzig und allein, dass es fair ist, dieses Leiden", schreibt Palmen. „Es ist eine Nachzahlung. Es ist der Tribut für diese Liebe, dieses Glück."[7]

Anschreiben gegen das Vergessen lautet Palmens Programm. Doch sie weiß, dass das Verblassen der Erinnerung auch Linderung verschaffen kann. „Diesen Horror der ersten Monate, des ersten Jahres, man vergisst es, wie man Zahnschmerzen vergisst", stellt sie fest. „Man weiß noch, dass es schlimm war, schrecklich, der schlimmste Schmerz, den man je hatte, aber fühlen kann man es nicht mehr."[8] Auch wenn der Kopf die Erinnerung an einen Menschen oft in allen Einzelheiten bewahrt – das Herz vergisst die Intensität des Schmerzes, der unmittelbar auf den Verlust folgt. Niemand würde wohl je wieder jemanden lieben wollen, wenn er sich genau erinnerte, wie weh es getan hat, einen geliebten Menschen verlieren zu müssen, mutmaßt Palmen. Aufgrund ihrer doppelten Verlusterfahrung weiß sie auch hier genau, wovon sie spricht.

In der Auseinandersetzung mit dem Tod stellt sich die Frage des Glaubens. Des Glaubens daran, dass der Tod nicht das Ende bedeutet. Palmen wünscht, sie könnte daran glauben, an irgendetwas glauben. Aber es will ihr nicht gelingen. Kurze Zeit nach dem Tod ihres Mannes starben auch dessen Tochter und Schwester, der Grafiker, der die Titelbilder für Palmens Bücher gestaltete, ihr Verleger, dessen Ehefrau, ein Autor und enger Freund – alles Menschen, die Palmen nahestanden. Wäre ihr Buch ein Roman, müsste man fast sagen, dass diese Häufung von Todesfällen übertrieben erscheint. Aber es ist keine erfundene Geschichte, sondern das wirkliche Leben.

Die Trauer ist eine Erfahrung, die Menschen in ihren Grundfesten erschüttert, Erinnerungen aufwühlt, die Auseinandersetzung mit sehr persönlichen Dingen erzwingt. In ihrer Selbsterforschung, der Analyse des Leids, gibt Palmen manchmal auch allzu Privates preis, flicht biographische Details ein, die dem Buch nicht unbedingt gut tun. Aber immer wieder gelingen ihr auch Sätze von tiefer Eindringlichkeit und Wahrheit, die über das rein Private weit hinausgehen. Etwa, wenn sie von einer plötzlich aufblitzenden Erinnerung, einem Stich des Vermissens und einem unvermittelt zuschlagenden Schmerz spricht: „Es ist eine permanent anwesende Vergangenheit, die das Heute, durch das du dich Stunde um Stunde hindurchbeißt, unwirklich macht. Du atmest, du redest, du tust, als seist du normal, aber wie der Tote bist du da und doch nicht da."[9]

In Passagen wie diesen, die – von einer persönlichen Wahrnehmung ausgehend – den Kern der Trauer sichtbar machen, ist das Buch am beeindruckendsten. Trauer ist ja nicht nur ein individuelles Schicksal, sondern eine allgemein menschliche Erfahrung. Weshalb Palmen in ihrem „Logbuch eines unbarmherzigen Jahres" auch viele andere Schriftsteller zitiert, die über ihren eigenen Verlust schrieben und so andere an ihren Erfahrungen teilhaben ließen: Joan Didion, Julian Barnes, Anne Philipe, C. S. Lewis und andere mehr. Die Geschichte vom Tod, wenn ein geliebter Mensch stirbt, sei immer die gleiche Geschichte, schreibt Palmen: „Aber sie wird jedes Mal anders erzählt."[10]

20

Der englische Dichter und Geistliche John Donne (1572-1631) war ein Zeitgenosse Shakespeares. In vielen seiner Gedichte beschäftigte er sich mit dem Zweifel und der Verzweiflung, dem Glauben und der Liebe. Nach dem Tod seiner Frau im Jahr 1617, der ihn tief erschütterte, erschienen seine „Holy Sonnets" (Geistliche Sonette). Im zehnten Sonett dieser Sammlung, das auch unter dem Titel „Death be not proud" bekannt geworden ist, stellt Donne die Macht des Todes infrage. Das Gedicht beginnt mit den Versen: „Tod, sei nicht stolz. Zwar halten manche dich / Für stark und furchtbar, du bist keines von beiden. / Die du hinwegzuraffen scheinst, erleiden / Nicht dich, du tötest weder sie noch mich."[1] Donne versucht darzulegen, dass der Tod in Wahrheit gar nicht existiert. Er führt aus, dass Ruhe und Schlaf, die Abbilder des Wesens des Todes sind, dem Menschen gut tun – und kein

Schrecken sind. Nicht anders sei es mit dem Tod: „Nach kurzem Schlaf sind wir des Himmels Erben, / Und Tod wird nicht mehr sein. Tod, du musst sterben."[2] Der Vergleich des Todes mit dem Schlaf wird zum Ausgangspunkt für Donnes Glaubensbekenntnis, dass nach einem kurzen Schlaf das ewige Leben, das Leben nach dem Tod, beginnt; dass die Existenz des Menschen durch den Tod nicht vernichtet wird.

Der amerikanische Schriftsteller und Journalist John Gunther (1901-1970) griff diesen Gedanken auf – auf eine eigene, nicht zwangsläufig an den Glauben gebundene Weise. Gunther arbeitete als Auslandskorrespondent für verschiedene Zeitungen, machte sich mit Büchern über Südamerika, Europa und Asien einen Namen. Er schrieb auch Romane und Biografien. 1929 wurde sein Sohn Johnny geboren. Er starb im Alter von 17 Jahren an einem Gehirntumor – 15 Monate nach der Diagnose der Krankheit. Genügend Zeit, sich auf den Schrecken des Todes vorzubereiten. Und doch zu wenig.

Gunther machte ein Zitat von John Donne zum Titel seines Buches, in dem er Leben und Sterben seines Sohnes Johnny beschreibt. Es erschien 1949 unter dem Titel „Death Be Not Proud. A Memoir" (Tod, sei nicht stolz. Eine Erinnerung). Der Titel ist eine Stellungnahme des trauernden Vaters, der ein klares Signal sendet, dass er dem Tod nicht das letzte Wort lässt. Er ist aber auch ein Beispiel dafür, in wie starkem Maße Poesie und wichtige Gedanken lebendig bleiben und über die Jahrhunderte hinweg nachwirken können.

Er wolle versuchen, dem Leser eine Vorstellung von Johnny zu geben, schreibt Gunther zu Beginn seines Buches. Er beschreibt Johnnys Aussehen, seine weizenblonden Haare, seine großen, hellblauen Augen und seine Hände – die schönsten Hände, die er jemals gesehen habe. Für die meisten habe aber nicht Johnnys Aussehen im Vordergrund gestanden, sondern sein Humor, sein Charme, vor allem sein Verstand, so Gunther. Seine Selbstlosigkeit. Johnny sei die einzige Person gewesen, die er jemals getroffen habe, die nie an sich selbst zuerst dachte. Vom Tod seines Sohnes tief getroffen, ruft er sich dessen Aussehen in allen Einzelheiten, sein ganzes Wesen in Erinnerung, was die Dimension des Verlusts in noch klareren Konturen hervortreten lässt. Gunther macht zu Beginn seines Buches deutlich, dass er nicht der Versuchung erliegen wolle, ein unreflektiertes Loblied auf seinen Sohn zu singen, so wie es viele trauernde Väter oder Mütter taten, die ihre Erinnerungen nach dem Tod eines Kindes aufzuschreiben versuchten. Aber er wolle, schreibt er, zumindest einige Seiten von Johnny noch einmal lebendig werden lassen – und sei es auch nur im matten Glanz der Worte.

Er beschreibt Johnnys Kindheit, seine Jugend, seine vielseitigen Interessen, seine Fähigkeiten, seine Sorge um andere – all das, was sein Menschsein ausmachte. Er berichtet von Johnnys Briefen – darunter sogar, da sich der Junge kluge Gedanken über physikalische Probleme machte, einer kurzen Korrespondenz mit Albert Einstein. Gunther beklagt, dass Johnny nicht die Möglichkeit hatte, der Welt all das zu geben, was er ihr aufgrund seiner zahlreichen Fähigkeiten und seines besonderen Charakters hätte geben können.

Das Buch ist ein Versuch, ein Leben in Erinnerung zu rufen, aus vielen einzelnen Bruchstücken wieder zusammenzusetzen, um dem toten Sohn zumindest durch Worte eine unzerstörbare Gestalt zu geben. Nüchtern und sachlich beschreibt Gunther den Verlauf der Krankheit seines Sohnes: die ersten Symptome und die Diagnose, die kaum Hoffnung lässt; Gehirnoperationen und Chemotherapien; die Gespräche mit Ärzten; Komplikationen, die plötzlich auftreten; Lügen, schmerzhafte Lügen, um dem Kranken nicht alle Hoffnung zu rauben; das Sterben im Krankenzimmer, und die Stunden danach, in denen langsam die Wärme aus Johnnys Körper weicht, seine Lippen blau und die Hände kalt werden. „Was ist das Leben?", fragt Gunther. „Es verschwindet heimlich. Wie ein Dieb nahm ihn der Tod von uns weg."[3]

Und doch nicht ganz. Tod, sei nicht stolz! Gunther beschreibt den Abschied von seinem Sohn in einer Kapelle, wo er, seine Frau und die Trauergäste versammelt waren: „Wir sagten Good-bye. Aber für alle, die ihn kannten, ist er immer noch lebendig. Ich meine nicht bloß, dass er in uns beiden weiterlebt (...) oder in allem, was er berührt hat, sondern dass der Einfluss einer besonderen Persönlichkeit weiterwirkt auch dann, wenn die irdischen Verbindungen längst durchschnitten sind. Johnny gibt ständig etwas von dem, was er war, weiter."[4] So ist das, und so empfinden es viele Trauernde nach dem Tod eines geliebten Menschen. Es ist keine literarische Erfindung, sondern lebendige Erfahrung, von der sehr viele Menschen aus allen Zeiten und Kulturen berichten. Der Schauspieler Joachim Fuchsberger hat in einem Interview im Jahr 2014, wenige Monate vor seinem eigenen Tod, über seinen toten Sohn und seine Trauer erzählt: „Ich werde immer wieder gefragt, ob ich daran glaube, meinen Sohn eines Tages wiederzusehen. Nein, das ist Quatsch. Ich brauche ihn nicht wiederzusehen, mein Sohn hat mich nie verlassen. Er ist immer um mich."[5]

Gunther hat dem religiös grundierten Gedanken von John Donne eine allgemeingültige Bedeutung gegeben: Jeder Mensch wirkt weiter ein auf all die, denen er viel bedeutet, die er inspiriert und denen er während seines Lebens Gutes getan hat. Der Tod hat die sterblichen Bande durchschnitten, ein unsichtbares Band jedoch verbindet die Welt der Lebenden und die der Toten weiterhin. Das ist die Quintessenz dieses Buches: Die Liebe bleibt – ebenso der Einfluss einer besonderen Persönlichkeit.

Ein Gedanke, den auch Johnnys Mutter Frances Gunther am Ende des Buches in bewegenden und klugen Worten aufgreift und weiterführt. „Ich wünschte, wir hätten Johnny mehr geliebt, als er noch am Leben war", schreibt sie. „Natürlich haben wir Johnny sehr geliebt. Johnny wusste das. Jeder wusste das. Johnny mehr lieben – was bedeutet das? Was kann es bedeuten, jetzt?", fragt sie. „Für mich bedeutet es, das Leben mehr zu lieben, sich des Lebens mehr bewusst zu sein, und seiner Mitmenschen, der Erde". Und sie endet mit dem Satz: „Ich hoffe, wir können Johnny mehr und mehr lieben, bis wir selbst sterben, und, so wie er es tat, die Liebe und die Liebe zum Leben zurücklassen."[6] Eine schönere und überzeugendere Antwort auf die Frage, wohin mit all der Trauer, gibt es wohl nicht.

21

Die Spieldosen sind verstummt, die Stofftiere und Bilderbücher liegen unbenutzt auf der Decke. Das kleine Mädchen, einst Mittelpunkt dieser kleinen Welt, ist tot. Die Zeit ist stehen geblieben. Es gibt eine Zeit, die nie mehr zurückkommen wird. Und plötzlich ist da auch eine Zeit, die nie mehr anbrechen wird. Der Geburtstag, den das Kind nicht feiern, das Eis, das es nicht essen oder die Tiere im Zoo, die es nie besuchen kann. Das Sonnenlicht, das ins Zimmer des kleinen Mädchens fällt, es dort sucht und doch nirgends finden kann. „Still ist es, ja, aber es ist die falsche Stille. Aus allen Schränken, aus allen Winkeln kann einen Panik anspringen. Überall lauert Verzweiflung"[1], schreibt P. F. Thomése. In seinem Buch „Schattenkind" (2004) berichtet der niederländische

Schriftsteller über das Sterben seiner kleinen Tochter Isa und die Trauer, die sein eigenes Leben verändert. Er blickt auf die Zeit der Krankheit seines Kindes zurück, auf das Warten im Dienstzimmer des Arztes, die Nächte auf der Intensivstation, wo Monitore pflichtschuldig Zahlenfolgen produzieren wie ein sinkendes Schiff Luftblasen. „Die Hoffnungslosigkeit der Lage wollte uns nicht zu Bewusstsein kommen", schreibt Thomése. „Hoffnung ist ein zähes Ding. Man hackt es ab, und es wächst wieder nach. Etwas wird weggenommen, beendet, vernichtet, und genau an der Stelle treibt die Hoffnung wieder aus."[2]

Den bevorstehenden Tod eines geliebten Menschen als unabänderlich zu begreifen, ist eine Aufgabe, die viele überfordert. Es braucht Zeit, überhaupt den Gedanken daran zuzulassen. Sehr viel Zeit. Thomése bekennt, dass er sich lange nicht einzugestehen wagte, dass seine Tochter sterben würde. Irgendwann wusste er es, schob den Gedanken aber trotzdem weit von sich, verweigerte sich der Konfrontation mit dem Unabänderlichen – so wie man einen Brief, der Unheilvolles zu enthalten droht, nicht zu öffnen wagt. Mit sprachmächtigen, verstörenden Bildern verleiht Thomése der Ohnmacht Ausdruck – und der Endgültigkeit des Todes im Krankenzimmer: „Die Sekunden purzeln in die Schluchten hinab, in null Komma nichts klafft ein Loch, das Immer und Ewig heißt."[3]

„Schattenkind" ist weit mehr als ein Erfahrungsbericht, mehr als ein subjektives Echo des Leids. Es ist große Literatur, die die Grenzen des Lebens und des Verstehens zu ergründen versucht. Nicht die äußeren Ereignisse stehen im Mittelpunkt dieses Textes, sondern ihr Widerhall, die vielfältigen Reaktionen, die sie auslösen. Thomése stülpt die Innenwelt über die Außenwelt, beschreibt präzise, wie sich die Wahrnehmung durch das Leid verändert, wie sich die Welt auf den Kopf stellt. Er beschreitet einen schmalen Grat auf der Grenze zum Wahnsinn, sucht Auswege, die es nicht gibt. „Wenn ich bloß einen Augenblick das Zimmer verlassen würde, dann könnte es endlich in Ruhe einstürzen"[4], schreibt Thomése nach dem Tod seiner Tochter. Weil es ihm folgerichtig erscheint, dass endlich auch nach außen hin sichtbar zusammenstürzen müsste, was in ihm bereits zusammengestürzt ist.

In 49 kurzen Texten umkreist Thomése das Ereignis, das ihn mitten ins Herz getroffen hat, führt den Leser an den Rand der Abgründe, die sich nach dem Tod seiner Tochter vor ihm überall auftun. Bis hin zu Stellen, an denen die Worte versagen, an denen es nicht mehr weitergeht. Nicht für den Autor, nicht für den Leser. Etwa nach der an ihn gerichteten Frage seiner Frau im Krankenzimmer: „Willst du es, das Baby, die kleine Tote, das tote Baby? (...) Willst du unser kleines Mädchen mal halten? Jetzt geht es noch, gleich kommt die Visite, jetzt sind wir noch zusammen."[5] Dort, wo das Unerträgliche beginnt, bricht der Text meist ab. Aber der Schmerz wird fassbar im Schweigen, das folgt.

Er habe versucht, Sätze zu finden, die man herauslesen könne, obwohl sie nicht auf dem Papier stehen, schreibt Thomése. Es ist ihm gelungen. Die Sätze treten oft hervor aus den Lücken, die der Text offen lässt wie eine Wunde. Das ist der Kunstgriff dieses auf traurige Weise wunderbaren Buches.

Thomése beschreibt, wie er nach dem Tod seines Kindes ein Fremder im eigenen Leben wird und wie ihm und seiner Frau alle Lebenden zusammen fremder werden als eine einzige Tote – ihre Tochter. Ihr Leben kommt ihm vor wie ein Buch, in dem sie gerade noch entspannt gelesen hatten. Jetzt, da sie es wieder zur Hand nehmen, können sie die Seite nicht mehr finden, bis zu der sie gekommen waren. Das Leben, Thomése will es eigentlich nicht mehr haben. Zumindest nicht so, wie es jetzt ist. Zumal die seit dem Tod seiner Tochter vergehende Zeit den Abstand zwischen ihr und ihren Eltern immer größer werden lässt. Weiterleben, so empfindet es Thomése, bedeute, immer weiter weg von ihr zu treiben. Die Trennung zu besiegeln und den Abstand auf diese Weise noch zu vergrößern. Und Trost, welcher Art auch immer, der so willkommen ist, der so bitter nötig wäre, will sich nicht einstellen. Die Türen des Trostes verschließen sich vor ihm. „Nicht schließen, öffnen muss man die Türen", wütet Thomése: „Man muss an ihnen rütteln, muss sie aus dem Rahmen treten."[6]

„Schattenkind" ist ein ungewöhnliches und ungewöhnlich ausdrucksstarkes Werk über die Erfahrung des Verlusts. Es ragt aus der modernen Literatur über Tod und Trauer heraus. Literarische Vorgänger gibt es gleichwohl. Die um Sachlichkeit bemühte, fast unbeteiligt wirkende Beschreibung des Schmerzes findet sich ähnlich bei C. S. Lewis oder Joan Didion. Manches erinnert auch an Friedrich Rückert. Etwa, wenn sich Thomése direkt an seine tote Tochter wendet mit den Worten: „Du bist zu jung, um mir jemals weglaufen zu können. Nie wirst du eine andere sein, nie wirst du dich aus meinen Gedanken befreien können."[7] Ganz ähnlich schrieb Friedrich Rückert einst, seine toten Kinder ansprechend: „Ihr, die mir geraubt ein frühes Los / Bleibt immer klein, nie werdet ihr mir groß / Ihr reißt euch nie von meinem Herzen los."[8]

Friedrich Rückerts „Kindertodtenlieder" zählen zu den bedeutendsten Dokumenten der literarischen Auseinandersetzung mit der Trauer. Der Dichter und Gelehrte, der 1788 in Schweinfurt geboren wurde, verlor im Winter 1833/34 seine beiden jüngsten Kinder durch Scharlachfieber. Die kleine Luise starb an Silvester im Alter von drei Jahren, der fünfjährige Ernst zwei Wochen später.

Als Dichter versuchte Rückert, sein Unglück schreibend zu bewältigen, seiner Klage Form und Ausdruck zu geben und die innige Verbindung zu seinen Kindern auf diese Weise aufrechtzuerhalten. Von Januar 1834 an bis in den Sommer hinein schrieb er Gedichte über seine Kinder, ihre Lebendigkeit, ihren Tod und seine Trauer – manchmal drei oder vier am Tag. Fast 500 Gedichte umfasst Rückerts in dieser Zeit entstandene Sammlung der „Kindertodtenlieder". Hans Wollschläger hat sie als „Verlustmeldung und Todesanzeige von gewaltigster Dimension", als „größte Totenklage der Weltliteratur"[1] charakterisiert.

Mit den Kindern begrub Rückert auch seine Lebensfreude: „Sie haben das Herz aus der Brust mir genommen / Und habens gelegt in ein Grab; / Das Leben, es ist mir abhanden gekommen, / Es ist mir gegangen hinab."[2] Sein tiefer Schmerz mischt sich mit Verwunderung darüber, wie schnell sich Licht in Dunkel verkehren kann: „Kummer, Traurigkeit und Klagen / Die ich immer abgewiesen / Oh wie habt ihr aufgeschlagen / Euer dunkles Zelt in diesen / Heitern Paradiesen."[3] Auch der Verwunderung darüber, an diesem Schmerz nicht völlig zu zerbrechen, gibt Rückert Ausdruck in den Zeilen: „Unglaublich, wie erträgt ein Herz, / Was schon zu denken unerträglich!"[4]

Im Herbst 1833 hatte der Maler Carl Barth die kleine Luise und den kleinen Ernst im Bild festgehalten. Drei Monate später waren die beiden Kinder tot. Rückert hing sehr an den Bildern, weil sie ihm ein Stück der Lebendigkeit seiner Kinder bewahrten. Sie begleiteten ihn bis an sein Lebensende in Neuses bei Coburg, wo sie in seinem ehemaligen Arbeitszimmer noch heute zu sehen sind. Es sei ihm zum Troste nichts geblieben als die Bilder von Barth

„und eine unsägliche Masse von Todtenliedern"[5], schrieb Rückert 1834 an einen Freund.

Die „Kindertodtenlieder" führten den Dichter nicht nur durch die verwüsteten Landschaften seiner eigenen Seele. Sie waren nicht nur Echo seines Schmerzes – sie waren auch sein Trost. Das besondere Leid, das Eltern widerfährt, die ein Kind zu Grabe tragen müssen, die Klage über die „als Blüten früh Entschwebten", die „zwei kleinsten, die zwei feinsten"[6], verschafft sich immer wieder Gehör. Rückert musste Abschied nehmen, aber er ließ sich seine Kinder dennoch nicht wegnehmen, sondern wies ihnen in seinen Gedichten einen neuen Platz im Leben zu: „Nein, ich hab' es mir geschworen / Euer Leben fortzudichten, / Dass mir nichts es kann vernichten."[7]

Rückert hat die „Kindertodtenlieder", diese sehr private Auseinandersetzung mit seiner Trauer, nicht veröffentlicht. Sie wurden erst im Jahr 1872, sechs Jahre nach seinem Tod, aus dem Nachlass herausgegeben. Die Gedichte schrieb Rückert, der zum Zeitpunkt des Todes von Ernst und Luise 45 Jahre alt war, in erster Linie für sich und seine Frau, aber eben auch für seine beiden toten Kinder, die er immer wieder persönlich anspricht, als könnten sie ihn noch hören: „Du warest klein, und kleine Blumen schling' ich / Zum Kranze Dir, und kleine Lieder sing' ich / So kleine Gaben großer Liebe bring' ich."[8]

Manchmal erinnern die Gedichte deshalb auch an Wiegenlieder für die „Kleingebliebenen": kleine Verse von großer Ausdruckskraft, die zwar den Schrecken des Todes zum Thema haben, aber dennoch von einer geradezu spürbaren Zärtlichkeit geprägt sind. Beweise einer Liebe, die tiefe Wurzeln geschlagen hat, und die auch nach dem Tod ihr Ziel weiter sucht und findet, etwa in den Versen: „Des verstorbnen Töchterchens / Bild in meinem Zimmer, / Frische Blumen aus dem Wald / Holend, schmück' ich's immer."[9]

Rückerts „Kindertodtenlieder" sind der vielleicht ergreifendste literarische Ausdruck der Trauer. Dennoch sind die Gedichte heute meist nur Literaturwissenschaftlern oder, aufgrund der Vertonung einiger weniger Lieder durch Gustav Mahler, Musikliebhabern bekannt. Doch eigentlich gehören sie in die Hände von Trauernden. Denn es sind Zeugnisse tiefen menschlichen Empfindens, die auch nach fast 200 Jahren noch direkt zu uns sprechen. Zum Beispiel in folgenden Zeilen: „So weit nun hab ich's schon gebracht / Mit meinem Schmerz bei Tag und Nacht / Dass ich dich lieber weiß begraben / Als sollt' ich nie gehabt dich haben."[10] Ob es besser ist, zu trauern, oder ob es besser wäre, die geliebte Person nie gekannt zu haben und somit nicht trauern zu müssen – diese und andere Gedankenspiele, die Trauernden wohl vertraut sind, finden in Rückerts Gedichten Widerhall.

Die „Kindertodtenlieder" sind eine poetische Reise durch das Land der Trauer, aber gleichzeitig so allgemein gültig, dass sich fast jeder Trauernde in ihnen wiedererkennen kann. Es gibt kaum einen Aspekt des Trauerprozesses, der bei Rückert nicht zur Sprache kommt. Dazu gehört, neben dem eigenen Leid, das Unverständnis über den Umgang der Gesellschaft mit der Trauer: „Jeder hat in dem eigenen Herzen / Eine Kammer für seine Schmerzen. / Aber im Weltgesellschaftshaus / Tauscht man nur Unterhaltung aus."[11] Rückert hat erfahren, dass das Leben um ihn herum weitergeht und von seiner Trauer unberührt bleibt: „Denn gleichgültig ist doch der Welt, / Was ein Herz für so wichtig hält."[12]

Und als ob dies alles nicht schon schlimm genug wäre, lassen ihn viele Freunde mit seinem Kummer allein, während sich ihm andere Menschen zuwenden. Auch seine Enttäuschung und Verwunderung darüber hat Rückert festgehalten: „Meine Freunde, Herzverwandte, / Haben schmählich mich verlassen, / Während

Fremde, Unbekannte, / Die zu mir doch gar nicht passen, / Sich mit mir befassen."[13]

Trauernde sind sehr verletzlich. Obwohl sie sich oft zurückziehen, registrieren sie sehr genau, wie sich ihre Umgebung verhält. Sie erfahren, dass ihnen manche Menschen aus dem Weg gehen, als ob sie eine ansteckende Krankheit hätten. Und bei jenen, die das Wort an sie richten, können sie ehrliche Anteilnahme und Vertröstung meist gut auseinanderhalten: „Über alle Gräber wächst zuletzt das Gras, / Alle Wunden heilt die Zeit, ein Trost ist das, / Wohl der schlechteste, den man dir kann ertheilen. / Armes Herz, du willst nicht, dass die Wunden heilen."[14] Schon Rückert hörte diese Floskeln, die teils gedankenlos, teils gut gemeint, aber letztlich wenig tröstlich und hilfreich sind.

Die eigene Untröstlichkeit und das hilflose Geplapper vieler Mitmenschen gegeneinander abwägend, geht Rückert mit sich selbst ins Gericht: „Sei in Deinem Trauerfall / Doch nicht so unduldsam all / Wenn sie trösten Dich, so gut sie's verstehen / mit Wortgelall!"[15] Floskeln lassen Trauernde noch hilfloser zurück, als sie es vorher waren, denn sie sind nur Worthülsen und ein Schutzschild für diejenigen, die sie von sich geben. Und sie machen deutlich, dass die Mitmenschen, von denen sich Trauernde Hilfe erhoffen, entweder nicht willens oder nicht in der Lage sind, wirklich zu helfen.

Vieles lässt man über sich ergehen, aber manches erzeugt Bitterkeit, heute wie damals: „Rathet mir nicht zum Vergnügen! / Es kann nicht mein Herz betrügen, / Kann nur Leid zum Leide fügen."[16] Rückert verwahrt sich gegen solch wohlfeile Ratschläge, bis hin zum trotzigen Ausruf: „Das sei mein Trost allein: / Untröstlich will ich seyn."[17] Ein Protest gegen die Erwartungshaltung der Gesellschaft – und zugleich Auflehnung gegen die Zumutung, die Tatsache des Todes zu akzeptieren.

Den Tod muss man wohl zur Kenntnis nehmen, doch akzeptieren kann man ihn oft trotzdem nicht. Des Menschen Herz ist überfordert, zu verstehen, dass die, die man in ihrer Lebendigkeit geliebt hat, nun unter der Erde liegen. Auch für Rückert wird der Gang zum Friedhof zur Reise in eine unwirkliche Welt: „Eure Geister sind nicht hier zugegen (...) / Dass ihr läget unter diesen Hügeln, / Das zu glauben kann mich nichts bewegen."[18] Die Erinnerung an das Leben ist noch so lebendig, dass für den Tod in dieser Vorstellungswelt kein Platz ist: „Oft denk' ich, sie sind nur ausgegangen, / Bald werden sie wieder nach Haus gelangen."[19]

Die Sehnsucht und die Hoffnung auf ein Wiedersehen ist ein ständiger Begleiter der Trauer. Auch Rückert sucht dieses Zusammensein, die Wiederherstellung der gewohnten Ordnung: „Was kann mich das verhindern? / Ich will zu meinen Kindern", schreibt er, und gibt seiner Hoffnung auf ein Wiedersehen – wenn nicht in dieser, dann in einer anderen Welt – Ausdruck: „Sie sind voran geflogen, / Nicht meiner Lieb' entzogen / Ich nehm' ein schnell Gefieder / Und einhol' ich sie wieder."[20]

Die Verwundung des Herzens und die Verwunderung darüber, trotz dieses Schmerzes weiterleben zu können; die Wut in der Trauer und die Auflehnung gegen den Tod; die Abnabelung von der Welt und die Enttäuschung über die Gesellschaft, die mit Trauernden meist nichts zu tun haben will; die verzweifelte Suche nach Antworten; die Hoffnung auf ein Wiedersehen; all dies und vieles andere mehr, was Trauernde bewegt, hat Rückert erlebt, durchlitten und in Worte gefasst.

In den „Kindertodtenliedern" findet das sprachlose Entsetzen der Trauer zur Sprache zurück. Die Gedichte zeigen, dass Trauer schmerzlich ist, aber auch Zeugnis einer Verbindung, die den Tod überdauert: „Etwas hast Du noch, solang es schmerzlich brennt; / Das Verschmerzte nur ist todt und abgetrennt."[21] Und sie zeigen eine Entwicklung auf, an deren Ende eine neue Beziehung zu den Toten steht: „Schönste der Himmelsgaben, / Verloren Dich zu haben, / Wenn ich's erwäge reiflich, / Es ist mir unbegreiflich. / Es ist mir unbegreiflich, / Wenn ich's erwäge reiflich, / Noch immer Dich zu haben, / Schönste der Himmelsgaben."[22]

Friedrich Rückerts „Kindertodtenlieder" sprechen vom Leid der Trauer, aber auch von ihrem Sinn, am schönsten vielleicht in den Zeilen: „Du bist ein Schatten am Tage, / Und in der Nacht ein Licht; / Du lebst in meiner Klage, / Und stirbst im Herzen nicht."[23] In Rückerts Versen klingen tiefe innere Wahrheiten an. Es sind Gedichte und Gedanken, die den Schmerz der Trauer festhalten und in Liebe verwandeln, geschrieben in der Sprache des Herzens.

23

Einst war das Leben lebenswert. Es machte Freude, hatte Sinn. Der amerikanische Journalist Tom Crider fühlte sich gut aufgehoben in der Gegenwart und blickte voller Erwartung auf das, was die Zukunft bringen mochte. Er hatte einen interessanten Beruf, ein Haus auf dem Hügel und eine Tochter, die aufs College ging. Dann klingelten ihn Polizisten mitten in der Nacht aus dem Schlaf. Sie teilten ihm mit, dass seine Tochter bei einem Zimmerbrand ums Leben gekommen ist.

Was es bedeutet, ein Kind zu verlieren, beschreibt Crider in seinem Buch „Der Trauer Worte geben. Der Weg eines Vaters durch Trauer und Schmerz" (1999). Der Titel des Buchs – im englischen Original „Give Sorrow Words" – greift das bereits erwähnte Zi-

tat von William Shakespeare auf, in dessen Drama „Macbeth"
es heißt: „Gib Worte deinem Schmerz: Gram, der nicht spricht,
presst das beladne Herz, bis dass es bricht." (IV. Akt, 3. Szene).

Criders Tochter Margaret hat gelacht, geliebt, gelebt. Sie war
erst 21 Jahre alt. Nach ihrem Tod stehen die Bäume so still und
kraftvoll da wie immer. Aber das Leben hat für Crider seinen
Glanz verloren. Die Welt scheint sich für diese Tragödie über-
haupt nicht zu interessieren. Und Crider interessiert sich für die
Welt nicht mehr. In einer sehr bildhaften Sprache gibt er seinem
Empfinden, seiner Trauer Worte: „Ich bin wie eine Schnecke, tief
in mich selbst hineingetrieben, in einen dunklen, beengenden
Raum, wo ich nichts sehen kann und wo schädliche Dämpfe mein
Gehirn vergiften."[1]

Die Trauer der ersten Tage und Wochen kennt keine Worte.
Nur ein stummes Klagen, eine Verzweiflung, die tief nach innen
vorstößt und sich dort weiter frisst – ohne Grenze, ohne Ziel. Einen Monat nach Margarets Tod beginnt Crider, aufzuschreiben,
was in ihm vorgeht. „Schreiben ist der Versuch, aus den Dingen
eine Ordnung zu schaffen, die zeigt, dass das Chaos des Todes
falsch ist"[2], macht er sich Mut. Vier Jahreszeiten lang, über zwölf
Monate hinweg, bringt er zu Papier, was er fühlt und denkt. Ein
Versuch, mit dem Verlust fertig zu werden, der sein Leben erschüttert hat.

Es ist vor allem die Zeit des Suchens, die in Criders Bericht Ausdruck findet. „Was macht ihre Abwesenheit so groß?", schreibt er
über das Fehlen seiner Tochter, und gibt sich die Antwort gleich
selbst: „Alles, was sie gesagt, gedacht, gefühlt hat und war. Alles was sie gesagt, gedacht, gefühlt hätte und gewesen wäre. (...)
Was ich für sie empfand, wenn sie neben mir saß, und was mir
an Gefühlen blieb, wenn sie gegangen war."[3] Es ist auch die Zeit
des Bewahrens – auch von kleinen Dingen, die Crider allein dafür

liebt, dass sie da waren, als Margaret noch lebte. Auch das Festhalten an Gefühlen der Trauer verbindet ihn mit Margaret. Denn so schmerzlich sie sind – er weiß, dass er ohne diese Gefühle nur noch seine Erinnerungen hätte.

Der Trauer Worte geben: eine nahezu unlösbare Aufgabe. Tiefe Trauer hat so dunkle Schatten, so viele Schattierungen. Abgründe, die nur schwer auszuloten sind. Fragen, auf die es meist keine Antwort gibt. Die Unfähigkeit zu begreifen, was passiert ist. Das Eingeständnis der Ohnmacht, Einfluss auf die Dinge zu nehmen, die wirklich wichtig sind. Eine tiefe Kränkung, die den Tod der Tochter persönlich nimmt. Und eine Wut, in der sich alle verbliebene Energie sammelt. Crider bekennt, dass es gut wäre, wenn es jemanden gäbe, den er für Margarets Tod umbringen könnte. Doch die Suche nach einem Schuldigen, der zur Rechenschaft gezogen werden könnte, läuft ins Leere: Es gibt keinen Schuldigen.

Gibt es Trost? Eine Erklärung für das Unerklärliche? Crider versucht zu verstehen, aber er begreift schließlich nur eines: dass sich sein Verstand in dieser schlimmsten Krise seines Lebens als nutzlos erweist. Er hat nie an einen göttlichen Plan geglaubt und die Vorstellung von Unsterblichkeit immer für Wunschdenken gehalten. Jetzt liest er – auf der Suche nach Hoffnung und Trost – Bücher über Religion und das Jenseits und spürt, wie sein Herz und sein Verstand in verschiedene Richtungen wollen: „Wenn er liest, dass Sokrates für die Idee einer unsterblichen Seele eintritt, hüpft sein Herz wie ein Hündchen an der Leine und zieht seinen widerstrebenden Verstand nach."[4]

Tom Crider ist es auf eindringliche Weise gelungen, der Trauer Worte zu geben. Sein Bericht besteht aus drei Teilen, die ineinandergreifen und sich ergänzen: aus einem persönlichen Tagebuch seiner Trauer; aus einem Hauptteil, in dem der Autor eine Beobachter-Position einnimmt und von sich selbst in der dritten

Person schreibt; und aus der Beschäftigung mit religiösen, literarischen und philosophischen Schriften, die er in sein Denkgebäude einzuordnen versucht.

Crider beschreibt den Verlauf seiner Trauer – von der Weigerung, den Tod der Tochter zu akzeptieren, bis hin zum Versuch, mit dem Verlust zu leben. Wie der jedes Menschen, ist auch sein Weg durch die Trauer ein sehr persönlicher. Trost fand er in Büchern, in denen er seinen Schmerz und seine Verwirrung wiedererkannte. In Büchern, in denen andere Menschen ihrer Trauer Worte gaben. In Texten von Dylan Thomas, Walt Whitman, William Butler Yeats, Henry David Thoreau, aber auch im Buch Hiob der Bibel oder bei fernöstlichen Philosophen. In den schwärzesten Monaten habe es ihm geholfen, in diesen Strom aus Geschichten und Emotionen von Menschen aller Kulturen und Zeitalter einzutauchen, schreibt Crider. Seine Gedanken sind Teil dieses Stroms geworden. Sein Bericht zählt nun auch zu den Büchern, die Menschen in der Zeit der Trauer Orientierung und Trost bieten können.

24

Warum widerfährt guten Menschen Böses? Die Frage nach der Gerechtigkeit ist so alt wie die Menschheit. Auch Harold Kushner hat sie sich gestellt. Im Zentrum seines Buches „Wenn guten Menschen Böses widerfährt" (1981) steht die Frage nach dem Sinn des Leids und der Gerechtigkeit Gottes. Wie kann Gott es zulassen, dass Menschen, die an ihn glauben und ihr Leben nach ihm ausrichten, von schweren Schicksalsschlägen getroffen werden?

Der Rabbiner Harold Kushner sah sich nach dem Tod seines Sohnes mit dieser Frage konfrontiert. Sein Buch enthält die Antworten, die er darauf fand. Es macht ebenfalls Betroffenen Mut, mit dem Leid, das ihnen widerfahren ist, zu leben, und zeigt Außenstehenden, wie sie Trauernden begegnen können.

Warum gibt es das Leid? Ich weiß keine Antwort. Ich glaube auch nicht, dass es eine Antwort darauf gibt. Die Frage lässt uns dennoch nicht los. Gerade Trauernde stellen sie immer wieder. Sie suchen Antworten bei sich selbst, bei anderen Menschen, in Büchern oder in der Religion. So geht es auch Harold Kushner, dessen Sohn nach einer langen Leidenszeit im Alter von nur 14 Jahren starb. Obwohl selbst tief religiös, kommt Kushner der Glaube an das Gute abhanden. Er zweifelt – so wie bereits C. S. Lewis, ebenfalls ein tiefgläubiger Mensch, in seinem Buch „Über die Trauer" 20 Jahre zuvor – an Gottes Güte und Gerechtigkeit. Sein Glaube trägt ihn nicht mehr. Alles erscheint ihm sinnlos. Als gläubiger Mensch fragt er sich: Wenn es Gott gibt, wie kann er mir das antun? Er geht sogar noch weiter und fragt sich als Rabbiner: „Kann ich noch länger in gutem Glauben fortfahren, die Menschen zu lehren, dass die Welt gut ist und dass ein gütiger Gott dafür verantwortlich ist, was auf ihr passiert?"[1]

Gleich zu Beginn macht Kushner deutlich, dass es sich bei seinem Buch nicht um ein abstraktes Werk über Gott oder Theologie handle, von denen es so viel gibt: „Dies ist ein sehr persönliches Buch, geschrieben von einem, der an Gott glaubt und an das Gute dieser Welt – von einem, der die meiste Zeit seines Lebens mit dem Versuch zugebracht hat, auch anderen Leuten im Glauben zu helfen, und der durch eine ganz persönliche Tragik gezwungen wurde, alles neu zu überdenken, was ihn je über Gott und sein Wirken gelehrt worden war."[2] Kushner zitiert den Bibelspruch, dass dem Gerechten kein Leid geschehen werde, aber die Gottlosen voll Unglück sein werden (Sprüche 12,21) und beschreibt, dass er immer wieder Zeuge wurde, wie die falschen Leute erkrankten, den falschen Leuten Schmerzen zugefügt wurden und die falschen Leute jung starben. Auch die unter gläubigen Menschen verbreitete Auffassung, Gott bürde den Menschen nicht mehr auf, als sie tragen könnten, weist er als falsch zurück und stellt nüchtern fest: „Ich glaube es nicht. Ich sah Menschen zusammenbrechen unter dem Druck eines unerträglichen Schicksals.“[3]

Kushner bezweifelt die These, der Sinn des Leids liege darin, die Menschen demütiger und besser zu machen. Eine so alltägliche Lektion sei mit dem Tod eines Kindes zu teuer erkauft, meint er. An den Haaren herbeigezogene theologische Erklärungen empören ihn: „Ich bin außer mir über die, die meinen, Gott schaffe behinderte Kinder, damit die Menschen Mitleid und Dankbarkeit lernen.“[4] Auch allzu schnellen Trost weist Kushner zurück. Zur Rede eines Geistlichen, der nach dem Unfalltod eines Fünfjährigen zu dessen Eltern sagte, sie sollten dankbar sein, dass ihr Junge nun im Himmel ist, bemerkt er: „Als ich es hörte, fühlte ich nur Zorn.“[5]

Glaube und Wirklichkeit sind unterschiedliche Dinge. Die Überzeugungen von Menschen, die sich die Realität nach ihrem Gutdünken zurechtzimmern, beweisen dies immer wieder. Es werden Zusammenhänge konstruiert, die jeder Grundlage entbehren. Eine Frau, die bei einem schweren Autounfall nur leichte Verletzungen davonträgt, sieht dies als Beweis, dass Gott sie beschützt habe. Aber was ist mit der jungen Mutter, die bei einem nicht von ihr verschuldeten Zusammenstoß stirbt? Was ist mit dem Kleinkind, das beim Rollerfahren getötet wird? Wo war deren Schutzengel? Wo war Gott? Für Kushner ist klar: Es ist nicht alles Gottes Wille. Es ist nicht alles erklärbar. Vieles geschieht einfach.

Warum gibt es das Leid? Kushner kommt zu dem Schluss, dass Leid keinen Sinn hat und auch nicht von Gott geschickt werde. Er findet für sich die Antwort, dass das Leid einfach existiert und Gott nicht dafür verantwortlich gemacht werden kann. Statt zu fragen: „Gott, warum tust du mir das an?", sollten Menschen Gott lieber bitten: „Sieh, was mir widerfahren ist. Kannst du mir nicht helfen?" Gott wolle nicht, dass jemand leidet, schreibt Kushner, aber er gebe uns „die Gewissheit, dass wir mit unseren Ängsten und Schmerzen nicht alleingelassen werden."[6] Das kann man glauben oder auch nicht. Es ist eine Betrachtungsweise, die Gläubigen hilft, an ihrem Schicksal nicht zu verzweifeln und weiter auf Gott zu vertrauen. Andere erreicht sie nicht, weil sie ihnen weder hilft noch irgendetwas erklärt.

Kushner hat durch den Tod seines Sohns, durch das „Böse", was ihm widerfahren ist, seinen Glauben nicht verloren. Aber seine Wahrnehmung Gottes hat sich – ähnlich wie bei C. S. Lewis – verändert. „Ich mache Gott nicht mehr verantwortlich für Krankheiten, Unfälle und Naturkatastrophen, weil ich klar erkenne, wie wenig ich gewinne und wie viel ich verliere, wenn ich Gott wegen solcher Dinge zürne."[7] Diese banale Kosten-Nutzen-Rechnung, die Gegenüberstellung von Gewinn und Verlust, ist nun freilich ebenfalls eine gewagte Gedankenkonstruktion. Gott von jeder Verantwortung für das Leid freizusprechen, ist letztlich eine genauso fragliche Anschauung wie der Glaube, er sei dessen Verursacher.

Warum gibt es das Leid? Es gibt keine Antwort auf die Frage nach seiner Ursache. Aber auf das Leid selbst kann es eine Antwort geben, die allen Menschen, unabhängig von ihrem Glauben, einen Weg aufzeigt. Und in dieser Antwort, dem Leid zu begegnen, liegt die Größe dieses Buches, denn es ist eine Antwort, die Gläubigen wie Nichtgläubigen helfen kann. Kushner zitiert aus einer modernen Bearbeitung des Buches Hiob, in der es heißt: „Du wolltest Gerechtigkeit, nicht wahr? Die gibt es nicht ... es gibt nur Liebe."[8]

Was bedeutet das? Es bedeutet, dass es keinen Sinn hat, nach dem Warum zu fragen. Auf diese Frage wird man nämlich keine Antwort erhalten. Dass es aber sehr viel Sinn hat, auf das Leid mit Liebe zu antworten. Kranken mit Liebe zu begegnen. Die Liebe zu einem gestorbenen Menschen wach zu halten. Liebe anderen Menschen zuteil werden zu lassen, die im Leid unterzugehen drohen. Und dem „Bösen" auf diese Weise etwas Gutes entgegenzusetzen. Eine andere Wahl haben wir nicht.

25

Die Frage nach der Ursache des Leids bleibt ungelöst. Auf die Frage nach dem Umgang mit dem Leid haben Theologen, Therapeuten und Ratgeber aller Art unterschiedliche Antworten gefunden. Viele von ihnen halten einer Überprüfung durch die Realität nicht stand. Der Rabbiner Harold Kushner sieht sich nach dem Tod seines Sohnes mit Zweifeln konfrontiert und dazu gezwungen, seinen Glauben an das Gute und seine Vorstellung von Gottes Wirken in der Welt neu zu überdenken. Der Theologe und Psychotherapeut Roland Kachler, ebenfalls mit dem Tod seines Sohnes konfrontiert, sieht in seinem Schmerz plötzlich vermeintliche therapeutische Wahrheiten infrage gestellt, mehr noch: Er erkennt sie als Irrlehren.

Die Trauer stellt vieles infrage. Der Tod ist ein grausamer Lehrmeister. Roland Kachlers Sohn starb bei einem Verkehrsunfall.

Er wurde 16 Jahre alt. Kachler, der Therapeut, wird selbst zum trauernden Vater. Zu Beginn seines Buches „Meine Trauer wird dich finden" (2005) beschreibt er den Moment, in dem der Sarg seines Sohnes langsam ins Grab gelassen wird. Er versucht sich darüber klar zu werden, dass in diesem Holzkasten sein Sohn liegt, dass der Abschied endgültig ist. Er räumt ein, sein Entsetzen sei so groß, dass er nicht begreift, was hier eigentlich passiert. „Ich muss scheiden von meinem Sohn, und er von mir", schreibt Kachler: „Ich muss loslassen. Meinen Sohn aus den Händen geben. So sagt es der Pfarrer am Grab, so sagt es die derzeitige Trauerliteratur. Doch in meiner eigenen Trauer spüre ich mehr denn je: Ich will nicht Abschied nehmen. Loslassen schon gar nicht. Ich weiß natürlich, dass mein Sohn nicht mehr lebt und deshalb leiblich nicht mehr greifbar ist. Und dennoch und gerade deshalb möchte ich ihn nicht verlieren, sondern weiterhin eine Beziehung mit ihm leben".[1]

Trauernde werden oft mit der Aufforderung konfrontiert, die Toten loszulassen, sich endgültig von ihnen zu verabschieden. Vielleicht würden viele, die dies raten, anders sprechen, wenn sie selbst einen geliebten Menschen verloren hätten. Manchen mag es helfen, sich endgültig von einem Toten zu verabschieden. Aber vielen hilft es nicht. Die Aufforderung macht sie eher wütend.

So ging es auch Roland Kachler. Als sein Sohn starb und er selbst von der Trauer überwältigt wurde, auf die er zuvor nur distanziert und von außen geblickt hatte, waren ihm die gängigen Trauerratgeber keine Hilfe. „Im Gegenteil", schreibt er, „mein Ärger über die Psychologie, über die Trauerratgeber wurde immer größer."[2] Es ging ihm also ganz ähnlich wie seinem Kollegen, dem Psychotherapeuten Karl Guido Rey nach dem Tod seiner Frau. In seinem Buch „Du fehlst mir so sehr" macht er die persönliche Erfahrung des Leids zum Maßstab für mögliche Verhaltensempfehlungen und erkennt: „Wer Trauer selber erlebt, kann heilend zum Herzen Trauernder sprechen."³

Die Aufforderung, loszulassen, half Kachler nicht dabei, mit seinem Schmerz klarzukommen. Und er erinnerte sich, dass er als Therapeut früher selbst Trauernden genau dies geraten hatte. „Ich wusste es nicht besser", schreibt er. „Ich selbst hatte bis dahin keinen eigenen schweren Verlust erlebt und kannte von daher die tiefen Gefühle von Trauernden nicht aus eigener Erfahrung."⁴ Sein eigenes Leid brachte ihn zum Umdenken. Und er schrieb ein Buch, das nicht zum Loslassen auffordert, sondern dazu ermutigt, die Beziehung zu einem geliebten Toten lebendig zu erhalten.

In Kapiteln wie „Leben mit der Erinnerung", „Leben mit dem inneren Begleiter" oder „Meine Liebe zu dir will bleiben" zeigt er anderen Trauernden auf überzeugende und nachvollziehbare Weise Möglichkeiten auf, wie sie die Liebe zu einem Toten, die sie ja weiter in sich spüren, zulassen und als Kraftquelle nutzen können. Er zeigt auf, wie die Liebe zu einer Kraft werden kann, die dabei hilft, die Trauer zu bewältigen.

Kachlers Buch „Meine Trauer wird dich finden" ist kein Selbsterfahrungsbericht eines Trauernden im klassischen Sinn, sondern der Sparte der Ratgeber zuzurechnen, die anderen Betroffenen Wege aufzeigen wollen, ihren Verlust zu verarbeiten. Ein Selbsterfahrungsbericht ist es aber insofern, als sein Kern das persönliche Erleben der Trauer ist und es zahlreiche autobiographische Einschübe aufweist. In jedem Kapitel von Kachlers Ratgeber steckt viel Selbsterlebtes, Selbsterlittenes. Aus dem eigenen Erleben heraus zieht Kachler Lehren für die psychotherapeutische Praxis und macht sie auch Betroffenen zugänglich.

Kachler begreift die Liebe als Gegenkraft zum Verlust. Er weist darauf hin, dass es viele Trauernde als verwirrend empfinden, die Liebe zu einem Verstorbenen so intensiv zu spüren wie noch nie zuvor: „Ich gehe hier aus von einer inneren Weisheit unserer Psy-che oder unseres Unbewussten, aus der heraus alles psychische Erleben einen tieferen Sinn hat. Die überwältigende Näheerfahrung verstehe ich von daher als dringlichste Aufforderung unserer Seele: Bleib dem geliebten Menschen nah, lass ihn nicht einfach los. Und vor allem: Lass diese Nähe zu! Lebe sie!"[5]

Nach „Meine Trauer wird dich finden" hat Kachler einige Folgebände vorgelegt mit den Titeln „Damit aus meiner Trauer Liebe wird" (2007) und „Meine Trauer geht, und du bleibst" (2009), die seinen zentralen Gedanken weiterentwickeln. Er nehme Trauernde ernst in dem Wunsch, dass die Liebe zum Verstorbenen weitergehen möge – ganz gleich, was die Psychologie dazu bisher meint, erklärt Kachler. Sein Hinweis, dass dieser Ansatz in der bisherigen Literatur „gänzlich übersehen und ignoriert"[6] worden sei, ist zwar ziemlich übertrieben. Aber es gibt nur wenige Bücher, in denen dieser wichtige Gedanke so sehr im Vordergrund steht: der Gedanke, dass die Liebe zu einem Verstorbenen die vielleicht größte Kraft gibt, die Trauer positiv zu bewältigen.

26

Weiterleben bedeutet ja in der Regel immer auch: weiterlieben. Dennoch werden Trauernde immer wieder mit der Forderung konfrontiert, sie müssten loslassen, sich endgültig von den Toten verabschieden. Die Psychotherapeutin Doris Wolf rät in ihrem Buch „Einen geliebten Menschen verlieren" (1991) zum Beispiel, „sich von der gestorbenen Person zu lösen" und gibt Tipps, „Wie Sie sich von der Sehnsucht nach Ihrem verstorbenen Partner befreien können".[1] Der Therapeut Vamik D. Volkan berichtet in seinem Buch „Wege der Trauer" (2000), dass viele Trauernde den gestorbenen Menschen als „permanenten inneren Begleiter" erleben und zieht daraus den Schluss: „Dies ist auf die Unfähigkeit zurückzuführen, den Konflikt mit dem Verlust zu lösen."[2] Ich denke, eine solche Feststellung ist eher auf die Unfähigkeit des Therapeuten zurückzuführen, zu begreifen, was in Trauernden vorgeht und was ihnen hilft.

Der amerikanische Therapeut und Seelsorger Larry Yeagley empfiehlt in seinem Buch „Trauer durchschreiten – Zum Leben zurückfinden" (1998), sich von der Beziehung zu dem gestorbenen Menschen zu verabschieden, um wieder leben zu können. Die Endgültigkeit des Abschieds will er nur in religiöser Hinsicht offen lassen, weil es ja die Hoffnung auf ein Wiedersehen nach dem Tod gebe. Man möchte zurückfragen: Warum sollen sich denn selbst diejenigen, die an ein Wiedersehen nach dem Tod glauben, von einer geliebten Person verabschieden, wenn es selbst jene nicht tun, die nicht daran glauben? Viele Menschen wehren sich daher auch gegen solche anmaßenden Ratschläge und Forderungen. Yeagley erzählt aus seiner therapeutischen Praxis, dass viele Trauernde ihre Energie in die Erhaltung der Beziehung zu einem Verstorbenen steckten und damit das Gegenteil von dem taten, wozu er sie aufforderte. Er berichtet von einer Witwe, mit der er regelmäßig therapeutische Gespräche führte und der er riet, sich von ihrem gestorbenen Mann zu verabschieden. Sie antwortete ihm irgendwann recht deutlich: „Ich will mich aber nicht von ihm verabschieden. Können Sie das nicht begreifen? Ich will, dass er bei mir ist, und Sie können ihn mir nicht wegnehmen."[3] Ich denke, das ist genau die richtige Antwort.

Im Buch „Die Reise mit Paula" (2000) des amerikanischen Psychotherapeuten Irvin D. Yalom gibt es ein ausführliches Kapitel mit dem Titel „Trauer-Therapie". Auch Yalom fordert seine Patienten ständig dazu auf, loszulassen, sich zu verabschieden, einen Schlussstrich zu ziehen. Eine Witwe antwortete ihm schließlich entnervt: „In dieser ganzen Zeit, in der Sie mich drängen, mich von Jack zu distanzieren, mich dem Leben zuzuwenden, mich einer neuen Liebe zu öffnen – das ist alles ein Fehler gewesen. Es ist ein selbstgefälliger Fehler von Menschen wie Ihnen, die nie einen Verlust erlitten haben"[4], zitiert Yalom seine Patientin Irene. Und die Patientin geht noch weiter: „Heute bin ich überzeugt, dass nur solche Menschen es verstehen können, die es selbst erlebt haben."[5]

Der Therapeut erläutert den Fall dann aus seiner Sicht. Die Witwe sei von gegenständlichen Erinnerungen an ihren Mann so stark umgeben gewesen, dass er sich Sorgen gemacht und sie während der ganzen Therapie gedrängt habe, sich von der Vergangenheit abzuwenden, wieder ins Leben zu treten und ihre Bande zu ihrem Mann Jack zu lockern. „Doch was ich Vernunft nannte, nannte Irene Verrat. Was in meinen Augen eine neue Hinwendung zum Leben war, nannte sie Verrat an der Liebe"[6], schreibt Yalom – und folgert daraus, wie es eben in sein Konzept passt: „Ihr Starrsinn verblüffte mich. Warum begreift sie es nicht?"[7] Ich beurteile die Situation ganz anders. Der Starrsinn des Therapeuten verblüfft mich. Warum begreift er es nicht?

Viele Menschen in Trauer sind zu Recht wütend über diese Ideologie des Loslassens, die von manchen Therapeuten noch immer verbreitet wird. Beatrix Gerstberger schreibt in ihrem Buch „Keine Zeit zum Abschiednehmen", dass sie nicht mehr zu der Therapeutin, die sie nach dem Tod ihres Mannes aufgefordert hatte, von ihm in der Vergangenheitsform zu sprechen, hingehe. Ihren toten Mann direkt ansprechend, schreibt sie: „Du sollst in mir lebendig bleiben."[8]

So empfinden viele Trauernde – selbst Therapeuten, wie das Beispiel Roland Kachlers zeigt, der sich nach dem Tod seines Sohnes, der ihn tief erschütterte, über die gängigen Trauerratgeber ärgerte. Auch der amerikanische Sozialwissenschaftler Dennis Klass bezeichnet in seinem Buch „Continuing Bonds" (auf Deutsch etwa: Bleibende Verbindungen) die Aufforderung, loszulassen, als einen therapeutischen Irrweg. Sigmund Freud, der Begründer der Psychoanalyse, habe sich folgenschwer geirrt, schreibt Klass. Zwar beende der Tod ein Leben, aber keineswegs die Beziehung zu einem Verstorbenen. Diese werde vielmehr noch lange Zeit aufrechterhalten. Das Therapieziel dürfe daher nicht „Loslassen" heißen. Trauernde müssten ihre Beziehungen zu Menschen, die gestorben sind, vielmehr neu gestalten.[9] Diese Aufgabe ist schwer genug. Aber sie ist lösbar.

27

Was ist, wenn die Liebe stirbt? Wenn uns ein geliebter Mensch, der uns eine lange Wegstrecke unseres Lebens begleitet hat, Teil von uns selbst geworden ist, durch den Tod weggenommen wird? Tiefe Liebe bedeutet, dass sich zwei Menschen so nahe gekommen sind, dass sie immer zusammen sein möchten. Viele verzweifeln, wenn der Partner stirbt. Und manche zweifeln auch am Sinn der Liebe. Sie glauben, dass es besser gewesen wäre, niemals so geliebt zu haben. Besser, als jetzt diesen Schmerz der Trennung ertragen zu müssen. Sie glauben, dass mit dem Partner auch die Liebe gestorben ist. Aber die Liebe stirbt nicht. Sie ist stärker als der Tod. Sie bleibt. „Unsere Lieben wachsen, wenn sie gegangen sind, in uns hinein. Werden ein Teil von uns. Geben uns ihre Liebe und Kraft, und am Ende bewahren wir sie unsichtbar in uns"[1], schreibt der Theologe Jörg Zink. „Im Leben hast du deinen Platz verlassen, in unseren Herzen bleibst du hier", steht in einer Todesanzeige. Ähnliches ist in vielen Texten zu lesen, in denen Trauernde den Tod eines geliebten Menschen bekanntgeben. Nur Versuche, sich zu trösten, um die bittere Wahrheit des Todes erträglich zu machen? Es sind Zeugnisse der Liebe, die auch über den Tod hinaus ihren Platz im Leben einfordert. Wer geliebt hat und geliebt wird, lebt auf gewisse Weise wirklich weiter.

„Da ist ein Land der Lebenden und ein Land der Toten, und die Brücke zwischen ihnen ist die Liebe – das einzig Bleibende, der einzige Sinn"[2], schreibt Thornton Wilder in seinem Buch „Die Brücke von San Luis Rey". Gemeinschaft und Nähe, die Menschen im Leben geschaffen haben, werden durch den Tod nicht aufgehoben. Sie leben weiter in der Erinnerung, in der Sehnsucht – und in der Trauer. Die Liebe, die wir erfahren haben, ist ein Geschenk, das uns niemand mehr wegnehmen kann – auch nicht, wenn die geliebte Person gestorben ist. Die Erinnerung an diese Liebe bleibt. Die Erinnerung, schreibt Jean Paul, ist das einzige Paradies, aus dem wir nicht vertrieben werden können.

Aus der Trauer würden sich die Menschen dagegen gerne vertreiben lassen, denn sie schmerzt, tut manchmal unerträglich weh. Aber die Trauer ist keine Krankheit: Sie ist die Frucht der Liebe, ihre logische Fortsetzung. Kein Mensch würde sehr trauern, wenn er nicht zuvor so sehr geliebt hätte. Die Trauer kann niemand einfach wegnehmen. Aber die Liebe auch nicht. Und wenn wir wirklich die Wahl hätten: Wie viele würden denn – nur um den Schmerz, der sie jetzt trifft, nicht ertragen zu müssen – die besondere Beziehung, die sie erfahren durften, aus ihrem Leben tilgen?

Mit den Menschen, die wir lieben und durch den Tod verlieren, sind wir dennoch weiter verbunden – auch durch die Trauer. „Du lebst in meiner Klage, und stirbst im Herzen nicht"[3], schreibt Friedrich Rückert in seinen „Kindertodtenliedern". Trauer ist eine der Formen, in denen sich die Liebe jetzt Ausdruck verschafft. Eine Sehnsucht, ein Liebesbeweis, eine unmittelbare Form der Zuwendung, die die geliebte Person, die im Leben nicht mehr an unserer Seite ist, mit dem Herzen sucht und finden kann. Die Trauer, der heftige Schmerz über den Verlust, wird mit der Zeit erträglicher. Aber die Liebe bleibt bestehen.

Doch manchmal ist der Weg durch die Trauer so schwer, dass sich viele wünschen, lieber tot zu sein. Sie würden gerne mit dem Menschen tauschen, um den sie trauern, lieber seinen Platz einnehmen, anstatt durch dieses Leid zu gehen. Wer sich aber von der Liebe leiten lässt, dem kann sie auch in dieser Situation den Weg weisen und dabei helfen, das Leid zu tragen, vielleicht sogar einen Sinn darin zu finden.

Der Schriftsteller Max Frisch hat in seinem Buch „Fragebogen" (1992) einmal eine sehr einfache Frage gestellt: „Wenn Sie jemand lieben: Warum möchten Sie nicht der überlebende Teil sein, sondern das Leid dem andern überlassen?"[4]

Wer wirklich liebt, sollte dieses Leid bereitwillig auf sich nehmen – und nicht tauschen wollen und es dem andern überlassen. Das Überleben, das Weiterleben, kann so ein letzter Liebesdienst sein für die Person, um die man trauert. Wenn wir wirklich lieben, sollten wir auch daran denken, dass die geliebte Person, um die wir trauern, uns das Leid der Trauer gerne erspart hätte. Wir sollten versuchen, uns vorzustellen, was die Person, die wir lieben, uns wünschen würde: Sie würde uns wünschen, dass wir weiterleben können, ohne dass die Trauer unser Leben verfinstert. Sie würde uns wünschen, dass es uns gut geht.

„Schmerz und Klage sind unsere erste, natürliche Antwort auf den Verlust eines geliebten Menschen. Sie helfen uns durch die erste Trauer, sie genügen aber nicht, uns mit den Toten zu verbinden", schreibt Hermann Hesse. „Durch Gedanken, durch genaueste Erinnerung, durch Wiederaufbau des geliebten Wesens in unserem Inneren"[5] kann diese Verbindung bewahrt werden, erklärt er. Die Toten, die er im Leben gekannt und geliebt hat, „sie gehören zu mir und meinem Leben, heute ebenso wie einst, als sie noch lebten." Hesse zweifelt nicht daran, dass sich Liebe und geistige Nähe gegen den Tod behaupten: „Die Dahingegangenen bleiben mit dem Wesentlichen, womit sie auf uns gewirkt haben, lebendig, solange wir selber leben."[6]

Die Liebe bleibt – auf beiden Seiten: „Solange wir einander lieben und uns an dieses Gefühl der Liebe erinnern können, können wir sterben, ohne jemals wirklich fortzugehen", zitiert der amerikanische Autor Mitch Albom in seinem Buch „Dienstags bei Morrie" (1998) seinen sterbenden Lehrer Morrie Schwartz. „All die Liebe, die du geschaffen hast, ist noch immer da. Alle Erinnerungen sind noch immer da. Du lebst weiter – in den Herzen aller Menschen, die du berührt hast und denen du Gutes getan hast, während du hier warst. (...) Der Tod beendet dein Leben, nicht eine Beziehung."[7] Der Glaube an die Liebe kann so eine Quelle der Kraft sein – für die, die sterben, wie für die, die zurückbleiben.

Die Beziehung bleibt bestehen – auf andere Weise. Liebe und Tod haben Dichter und Denker aller Zeiten und Kulturen beschäftigt. Und viele von ihnen sind zu dem Glauben gelangt, dass wir im Innersten unseres Wesens mit den Verstorbenen vereinigt bleiben. „Treya, Liebste, ich verspreche, dass ich dich immer und immer und immer wieder finden werde in meinem Herzen"[8], versicherte der amerikanische Philosoph Ken Wilber in seinem Buch „Mut und Gnade" seiner gestorbenen Frau. Der britische Autor

C. S. Lewis spürte nach einer Phase tiefen Schmerzes über den Tod seiner Frau plötzlich „ein vollkommenes und frohes Einvernehmen" mit ihr und fragte in seinem Buch „Über die Trauer": „Könnte dieses Einvernehmen die Liebe selbst sein?"[9]

Wunschgedanken, poetische Träumereien, könnte man einwenden. Dichterworte. Doch sehr viele Menschen haben Ähnliches erfahren. „Er ist hier tief in mir. Deshalb bin ich die ganze Zeit glücklich. Es ist, als ob zwei Personen eine geworden wären. Obwohl ich allein bin, sind wir auf bestimmte Weise zusammen"[10], erklärte eine Witwe dem Trauerforscher Colin Murray Parkes. „Sie ist immer hier bei mir. Sie ist in meinem Leben, den ganzen Tag, jeden Tag"[11], zitiert Carol Staudacher in ihrem Buch „Tage der Trauer, Tage der Heilung" (1994) einen Mann, der seine Frau, aber nicht ihre Liebe verloren hat. In Marlene Lohners Textsammlung „Plötzlich allein" (1982) berichtet eine Witwe: „Es stimmt eben nicht, dass der Tod uns scheidet. Er scheidet uns nicht."[12]

Man müsse loslassen können, um wieder ins Leben zurückzufinden, ist in manchen Ratgebern für Trauernde zu lesen. Doch die Liebe akzeptiert keine Vorschriften, kümmert sich nicht um Ratschläge. Die Liebe kennt viele Wege. Wir müssen sie uns nicht versperren, uns von niemandem vorschreiben lassen, was richtig und was falsch ist, niemals – auch nicht in der Trauer. Loslassen, Festhalten – was bedeutet das überhaupt? Festhalten heißt ja nicht unbedingt, sich an etwas zu klammern, was vergangen ist. Es kann auch bedeuten, das zu bewahren, was bleibt.

Was bleibt, ist die Liebe, es kann aber noch mehr sein. „Was durch einen Menschen in uns belebt wurde, müssen wir auch dann nicht verloren geben, wenn wir die Beziehung verlieren. Durch diese von ihnen in uns belebten Seiten leben auch die Toten in uns und in unserem Leben weiter"[13], schreibt die Psychotherapeutin Verena Kast in ihrem Vorwort zu C. S. Lewis' Buch „Über die Trauer". „Es gibt eine neue, anders geartete, aber auch aus den Quellen gemeinsamen Erlebens genährte Verbindung über den Tod hinaus"[14], erklären Monika Müller und Matthias Schnegg in ihrem Buch „Unwiederbringlich. Vom Sinn der Trauer" (1997).

Wir können die Person, die wir verloren haben, als inneren Ratgeber befragen. Wir können Dinge und Beziehungen, die ihr wichtig gewesen waren, fortsetzen und so in ihrem Sinne handeln und weiterleben. Wir können versuchen, ihr Wesen und ihre Heiterkeit in uns selbst zu entdecken. Wenn wir dies wirklich wollen, werden die Menschen, die wir lieben, mit uns verbunden bleiben. Sie werden immer bei uns sein.

28

Blau ist die Farbe des Himmels. Blau ist auch die Farbe der Traurigkeit, des Leidens an der Welt. In manchen Breitengraden gebe es in den Wochen rund um die Sommersonnenwende eine Zeitspanne, in der die Dämmerungen lang und blau werden, schreibt Joan Didion. „Während der blauen Stunden glaubt man, der Tag wird nie enden. Wenn die Zeit der blauen Stunden sich dem Ende nähert (und das wird sie, sie endet), erlebt man ein Frösteln."[1] Sie habe ihr Buch „Blaue Stunden" genannt, weil sie sich, als sie es zu schreiben begann, gedanklich immer stärker der Krankheit zugewandt habe, „dem Ende des Versprechens, den kürzer werdenden Tagen, der Unausweichlichkeit des Vergehens, dem Sterben des Glanzes".[2]

Die Zeit der Dämmerung, der Sonnenuntergang, auf den die Finsternis der Nacht folgt, ist ein Bild, das Didions innere Befindlichkeit widerspiegelt. Die amerikanische Schriftstellerin verlor innerhalb kurzer Zeit ihren Mann und ihre Tochter. Vom Tod ihres Mannes, der an einem Herzinfarkt starb, und ihrer Trauer, an der sie fast verrückt geworden wäre, handelte ihr Buch „Das Jahr magischen Denkens" (2006). Sie hatte die Aufzeichnungen gerade beendet, da starb auch ihre Tochter im Alter von 39 Jahren. Das magische Denken, den irrationalen Glauben, die Toten könnten zurückkehren und alles käme wieder in Ordnung, hat sie zu diesem Zeitpunkt schon längst verloren. Die plötzliche Abwesenheit geliebter Menschen, die Unausweichlichkeit des Vergehens, der Versuch, das Unfassbare gedanklich zu ordnen und ihm so zumindest schreibend etwas entgegenzusetzen, bilden den Kern von Didions Nachdenken über die Zerbrechlichkeit des Lebens.

„Heute wäre ihr Hochzeitstag gewesen"[3], schreibt Didion zu Beginn ihres Buches „Blaue Stunden" (2012). Sie erinnert sich an die fröhliche Feier, an ihre Tochter als Braut, an die Schülerin und das Baby, das sie gewesen war, geht weit zurück in der Zeit. Sie versucht, das Leben ihrer Tochter aus der Erinnerung heraus neu zu erschaffen, so wie man ein Mosaik aus vielen bunten Steinchen zusammensetzt – aber es will ihr nicht mehr gelingen, denn dieses Leben ist zerbrochen. Sie habe doch ihre wunderbaren Erinnerungen, sagt man ihr, diese Erinnerungen seien ein Trost – doch Didion widerspricht: „Sie sind es nicht. Erinnerungen stehen der Definition nach für vergangene Zeiten, für verschwundene Dinge."[4]

Greifbar sind dagegen die gegenständlichen Erinnerungen, von denen sie in ihrer Wohnung in Manhattan umgeben ist: den Kleidern des Ehemanns, den Schularbeiten der Tochter, den Stickereien der Großmutter und anderem mehr. „Tatsache ist, dass ich diese Art Andenken nicht länger schätze. Ich möchte nicht an das erinnert werden, was zerbrach, verloren ging"[5], erklärt Didion so betont sachlich, als ob es dabei nur um einen neuen Standpunkt, eine Meinungsänderung ginge – und nicht um einen Schmerz, der sie tief in ihrem Inneren erschüttert. Gefühle deutet Didion nur indirekt, zwischen den Zeilen an. Dem Schrecken des Todes und der Trauer nähert sie sich als distanzierte Beobachterin, als scheinbar unbeteiligte Chronistin ihres eigenen zerbrochenen Lebens.

Diese Art zu schreiben bringt Passagen von großer Eindringlichkeit hervor, aber auch sperrige Stellen zum Teil sehr fraglichen Inhalts. Besonders dann, wenn Didion Sätze so formuliert, als ob sie absolute Wahrheiten enthielten, obwohl sie nur ganz subjektive Wahrheiten darstellen – und manchmal nicht einmal das. Sätze, die sie an anderer Stelle in ihrem Buch wiederholt und variiert, die durch ihre Wiederholung mit Bedeutung aufgeladen werden sollen, aber hierdurch nicht wahrer werden. Sätze wie: „Wenn wir von Sterblichkeit reden, reden wir von unseren Kindern"[6], oder: „Erinnerungen sind das, woran man sich nicht länger erinnern möchte".[7] Wer ist „wir"? Wer ist „man"? An solchen Verallgemeinerungen leidet das Buch, das von der ersten bis zur letzten Seite mit Erinnerungen angefüllt ist. Erinnerungen, die Didion dreht und wendet, bis sie fünf Jahre nach dem Tod ihrer Tochter sagen kann: „Ich kann es mir jetzt erlauben, an sie zu denken. Ich weine nicht mehr, wenn ich ihren Namen höre."[8]

29

Während Joan Didion um emotionslose Abstraktion bemüht ist und das Wesen des Verlusts mit der Kraft ihres Verstandes auszuloten versucht, lässt A. F. Th. van der Heijden in seinem Requiemroman „Tonio" (2011) sein Herz sprechen. Weil der Verstand mit der Unfassbarkeit des Todes eines geliebten Menschen sowieso überfordert ist. „Kein Problem konnte so groß sein, als dass wir nicht nach einer Lösung gesucht hätten", schreibt van der Heijden. „Jetzt sind wir mit einem absolut unlösbaren Problem konfrontiert ... Tonios Tod."[1]

Der 21-jährige Sohn des niederländischen Schriftstellers wurde nach einer Feier mit Freunden mitten aus dem Leben gerissen. Auf der nächtlichen Heimfahrt mit dem Fahrrad wurde er von einem Auto erfasst. Er starb wenige Stunden später auf der Intensivstation einer Amsterdamer Klinik. „Tonio war schon seit Stunden tot, und ich hatte noch immer keinen Selbstmord begangen", schreibt van der Heijden über den Tag, der sein Leben so radikal veränderte: „Wenn er entführt worden wäre oder vermisst, würde ich jetzt an unmögliche Orte laufen, atemlos, um ihn zu suchen. Auf sein Sterben hatte ich keine Antwort."[2]

Tonio war das einzige Kind van der Heijdens – lebensfroh, vielseitig talentiert, bei allen beliebt. Er war der Stolz seiner Eltern. Nun mussten sie einen Grabstein für ihn aussuchen. Van der Heijden beschreibt die Gespräche mit dem Unfallchirurgen, mit der Polizei, mit Tonios Freunden, seinen Versuch, das Unbegreifliche, Tonios nächtliche Todesfahrt, zu rekonstruieren – als ob er so das Geschehene korrigieren könnte. Aber Tonios Tod ist unumkehrbar. Was bleibt, ist lähmende Trauer, die oft sogar das

Weinen unmöglich macht. Van der Heijden stellt fest, dass er selten Tränen, Schluchzen und die dazugehörige Mimik zeigt, sondern mehr an einer Art inwendigem Weinen leide – so, als ob es in ihm weine. „Wir leben jetzt seit Wochen mit einem würgenden Gefühl des Verlusts", schreibt van der Heijden: „Wir haben erfahren, und erfahren es immer noch jeden Tag, wie eine zwingende Abwesenheit mit ihren Tentakeln buchstäblich die Kehle zuschnüren kann. Der Schrei bleibt einem im Halse stecken. Verlust ist ein Würger, der seinem Opfer als Protest lediglich leises Gegurgel gönnt."[3]

Der „Schlag aus dem Nichts", wie van der Heijden Tonios tödlichen Unfall bezeichnet, löst ein Gefühl der Niederlage in ihm aus: „Dein Sohn ist dir von einer unbekannten Macht genommen worden, der du, als Vater, nicht Einhalt gebieten konntest."[4] Mit der Trauer verbinden sich Scham, Ohnmacht und das irrationale Gefühl der Schuld, den Sohn nicht genügend vor den Gefahren des Lebens geschützt zu haben. Er werde fortan der einst so stolze Vater sein, der seinen Sohn verloren hat, schreibt van der Heijden bitter: „Geht ihm aus dem Weg, dem Paria, er stinkt nach Kummer wie ein nasser Hund nach Spüllumpen. Sein Schmerz ist ansteckend wie die Pest."[5] Zur Trauer gesellt sich auch ein Gefühl der Wut. Van der Heijden ist wütend auf die ganze Welt, die sich weiterdreht, während das Leben seines Sohnes so früh und abrupt endete.

Wut, Verzweiflung und ein Gefühl der Sinnlosigkeit machen sich in ihm breit – in ganz schweren Stunden auch Lebensmüdigkeit, und Gedanken an Suizid. Er stellt sich die Frage, ob es nicht folgerichtig und logisch wäre, an diesem Verlust zugrunde zu gehen. „Wir wehren uns gegen den eigenen Untergang und machen uns weis, Tonio hätte uns durch seinen Tod niemals in seine Vernichtung mitreißen wollen, doch vielleicht gehen wir, ob wir uns wehren oder nicht, ganz selbstverständlich trotzdem daran zugrunde."[6]

Van der Heijden liest viel, um seinen Verlust einordnen zu können, er sucht Bestätigung und Halt bei Schriftstellern, die ebenfalls ein Kind verloren haben. Er taucht ein in diesen Strom der Emotionen, der seit Jahrhunderten fließt und immer länger und breiter wird, beschäftigt sich mit Shakespeare, dessen Sohn Hamnet elfjährig starb, mit Ben Johnson, dessen Sohn nur sieben Jahre alt wurde, mit René Descartes, der nie über den Tod seiner kleinen Tochter hinwegkam, mit Thomas Mann, P. F. Thomése und anderen mehr. Aber anders als dem amerikanischen Autor Tom Crider, dem es in seiner Trauer nach dem Tod seiner Tochter half, diesen Strom der Emotionen an sich vorüberziehen zu lassen, wie er in seinem Buch „Der Trauer Worte geben" berichtet, findet van der Heijden in der Beschäftigung mit ähnlichen Schicksalen keine Linderung seines Leids: „Ich habe aus dem Leid meiner Kollegen keinen Trost schöpfen können. Geteiltes Leid halbiert nichts. Es vermehrt."[7]

Wortmächtig gibt van der Heijden seiner Trauer Ausdruck. Noch mehr Energie verwendet er darauf, die Flut von Erinnerungen, die ihn überströmt, zu kanalisieren und festzuhalten, um den toten Sohn zumindest auf dem Papier wieder zum Leben zu erwecken – in der Hoffnung, ihn mit Worten und Bildern in sein früheres Leben zurückzuzaubern zu können. Kein Detail dürfe verloren gehen, schreibt er – und genau dieser Anspruch tut der ausdrucksstarken Totenklage van der Heijdens, die in den ersten neun Monaten nach Tonios Tod entstanden ist, nicht gut. All die Details, die er auf 670 Seiten über seinen Sohn zusammenträgt und dabei in der Zeit weit zurückgeht bis hin zum Tag von Tonios Geburt, sind zwar für ihn selbst und die unmittelbaren Angehörigen ein wertvoller Erinnerungsschatz, aber selbst für wohlgesinnte Leser in diesem Umfang des Guten etwas zu viel. Dennoch: „Tonio" ist eine bewegende Liebeserklärung an den verlorenen Sohn und ein überzeugender Beleg für die Erkenntnis, die in folgendem Schlüsselsatz des Buches zum Ausdruck kommt: „Ich glaube fest daran, dass die Toten nicht einfach weg sind. Sie lassen eine bestimmte Energie für uns zurück."[8]

30

Die Toten sind tot, aber sie verschwinden nie ganz: Sie bleiben ein Teil unseres Lebens. A. F. Th. van der Heijdens Erfahrung, dass die Toten eine bestimmte Energie für uns zurücklassen, deckt sich mit der von John Gunther, der in seinem Buch „Death be not proud" schrieb, dass sein toter Sohn Johnny für alle, die ihn gekannt haben, auf gewisse Weise lebendig bleibt, dass der Einfluss einer besonderen Persönlichkeit weiterwirkt, auch wenn dieser Mensch gestorben ist und die irdischen Verbindungen längst durchschnitten sind. Es ist eine Erfahrung, die viele Menschen im Verlauf ihrer Trauer machen.

Von ihr berichtet auch Gordon Livingston. Sein Sohn Andrew nahm sich im Alter von 22 Jahren das Leben. Acht Monate später wurde bei seinem kleinen Sohn Lucas Leukämie diagnostiziert. Er starb im Alter von sechs Jahren an der Krankheit. In seinem Buch „Only Spring" (1995), das in deutscher Übersetzung unter den Titeln „Nur der Frühling" sowie „Sein Lachen bleibt für immer bei uns" erschienen ist, beschreibt der amerikanische Psychiater und Autor die Zeit seiner Auflehnung gegen das Schicksal und die Zeit seiner Trauer.

Der Tanz mit dem Tod, das „erzwungene Nachdenken über das Unvorstellbare", nämlich dass Lucas trotz aller ärztlichen Bemühungen sterben könnte, steht am Beginn dieser Erfahrung. Livingstons Interesse für die Außenwelt schwindet, das Leiden seines Sohnes und die Angst vor dem drohenden Verlust lässt alles andere in den Hintergrund treten. „Meine Welt ist auf die Größe dieses Krankenhauszimmers zusammengeschrumpft; alles andere liegt im Bereich von Ereignissen, die nichts mit mir zu tun haben"[1], schreibt Livingston. Sein Buch setzt sich zusammen aus Tagebucheinträgen, Zitaten und Erinnerungen an Lucas und besteht aus zwei Hauptteilen: der Beschreibung der Zeit der Krankheit seines Sohnes und des Versuchs, nach dessen Tod wieder Halt im Leben zu finden. Am Tag, an dem Lucas starb, notiert Livingston: „Ich sehe aus dem Fenster; Gott scheint uns mit diesem wunderbaren Frühlingstag zu verhöhnen. Menschen gehen ihren Beschäftigungen nach, als wäre dies nicht der traurigste Tag aller Zeiten. Was soll aus uns werden?"[2]

Die Trauer beginnt nicht erst mit dem Tod. Sie beginnt schon mit dem Gedanken an ihn, mit der Sorge um einen geliebten Menschen – spätestens dann, wenn alle Hoffnung schwindet. Die endlosen Stunden im Krankenzimmer, die Gespräche mit Ärzten, das Leiden des Kranken, Therapien und Komplikationen im Verlauf der Behandlung – das erzwungene Nachdenken über das Unvorstellbare, den Tod, ist der Beginn der Trauer.

In der Auseinandersetzung mit dem Verlust, im Versuch, der Trauer Worte zu geben, nimmt die Beschreibung des Krankheitsverlaufs daher oft breiten Raum ein. So ist es in vielen Büchern von Vätern oder Müttern über den Tod eines Kindes. Etwa in Monika Zeitners „Einladung in den Himmel. So habe ich mein sterbendes Kind begleitet" (2000) über ihre Tochter Annika, die zweieinhalb Jahre alt war, als sie an Leukämie erkrankte. Oder in

Michael Schophaus' „Im Himmel warten Bäume auf dich. Die Geschichte eines viel zu kurzen Lebens" (2000) über seinen kleinen Sohn Jakob, der an einem Neuroblastom starb. Für trauernde Eltern ist das Festhalten dieser Erinnerungen ein wichtiger Teil der Verarbeitung des Verlusts, für Außenstehende sind all die seitenlang ausgebreiteten medizinischen Details meist ohne Bedeutung. Auch Livingstons Beschreibung der Krankheitsgeschichte seines Sohnes ist mit rund 100 Seiten sehr umfangreich. Sein Bericht überragt ähnlich aufgebaute Bücher aber dort, wo er sich den grundsätzlichen Fragen des Lebens und Sterbens, des Leids und der Trauer stellt.

„Der Verlust meiner Söhne hat mich an den Rand eines Abgrunds geführt. Ich starre in ihn hinein und sehe nur Dunkelheit", schreibt Livingston. „Ich würde ihn gern mit Glauben anfüllen, aber mein Glaube an die Gerechtigkeit des Universums ist zerstört."[3] Der Tod eines Kindes stellt die natürliche Ordnung der Dinge auf den Kopf. Es ist ein Ereignis ohne Logik. Der Versuch, eine Erklärung zu finden, stößt an unüberwindbare Grenzen. Es gibt keine Erklärung. Und es gibt wohl auch keinen Gott, der hier seine ordnende Hand im Spiel hätte. Er würde sich auf jeden Handel mit Gott einlassen, wenn dieser seinen Sohn verschone, notiert Livingston in seinem Tagebuch wenige Wochen nach Lucas' Erkrankung. Aber solche Geschäfte gibt es nicht. Gott lässt nicht mit sich handeln. Livingston wünscht sich, die Gegenwart Gottes fühlen zu können; aber es gelingt ihm nicht. Er spürt nur Teilnahmslosigkeit, die grausame Willkür des Universums. Gott mache es ihm schwer, an ihn zu glauben, bekennt er. Weil er Schlimmes zulässt und Gebete nicht erhört. Trotzdem betet er immer wieder.

Der Versuch, die Ursache des Leids zu ergründen, führt immer wieder in Sackgassen. Da der menschliche Verstand so strukturiert ist, dass er sich bemüht, Ereignisse und Entwicklungen auf bestimmte Ursachen zurückzuführen, eine Logik in den Dingen zu erkennen, die gar nicht zwangsläufig vorhanden sein muss, sucht Livingston weiter eine Antwort auf die Frage, warum sein Sohn sterben musste. Auf der Suche nach einem Schuldigen landet er auch bei sich selbst. Selbstvorwürfe quälen ihn, irrationale Vorstellungen bemächtigen sich seiner – darunter auch der Gedanke, dass Lucas' Tod Ausdruck eines seelischen Versagens oder eines Mangels an Glauben seinerseits sein könnte. Und dass seine Trauer, die sich mit dem Verlust nicht abfinden kann, ebenfalls auf einen Mangel an Glauben zurückzuführen sei.

Der Glaube, von dem es heißt, dass er trösten könne, will sich nicht einstellen. Aber auch die Vernunft erweist sich in dieser alles überschattenden Krise als keine Hilfe. „Ich habe versucht, mein Leben nach den Gesetzen der Vernunft zu führen, und in dem Augenblick meiner größten Bedürftigkeit entdecke ich, dass die Vernunft keine Zuflucht bietet"[4], bilanziert Livingston nüchtern. Da die Vernunft in der Konfrontation mit dem Leid nicht weiterhilft, stellt sich immer wieder die Frage nach Gott und der göttlichen Gerechtigkeit. Auch Harold Kushner, dessen Sohn im Alter von 14 Jahren starb, stellte sie sich in seinem Buch „Wenn guten Menschen Böses widerfährt". Kushner findet keine Antwort auf die Frage nach der Ursache des Leids, jedoch auf die Frage, was man ihm entgegensetzen kann: vor allem die Liebe. Livingston bekennt, bei seinem Bemühen, sich mit der Ungerechtigkeit von Lucas' Tod abzufinden, seien Kushners Ausführungen diejenigen gewesen, die ihm am meisten geholfen haben. Daher sind die Versuche, der Trauer Worte zu geben, wichtig und hilfreich: als Orientierungspunkte und Wegweiser in einer unwirtlichen, lebensfeindlichen Region, die andere bereits durchschritten haben.

Livingstons Gedanken kreisen täglich um den Verlust, den er wie eine Last mit sich herumschleppt. In seinem Tagebuch, das auch Briefe von ihm an seinen toten Sohn enthält und Erinnerungen von anderen Personen, die ihn gut kannten, gibt er tiefe Einblicke in sein Gefühlsleben, beschreibt den Tag, an dem Lucas Geburtstag hätte feiern können, das erste Weihnachtsfest und den ersten Silvestertag ohne ihn. Das Älterwerden ist zwangsläufig verbunden mit dem Verlust geliebter Menschen. Livingston erinnert sich, dass ihm, wenn er früher über das Altern nachdachte, vor allem körperliche Gebrechen in den Sinn kamen oder ein Nachlassen des Denkvermögens. Der Gedanke, dass er Teile seines Herzens begraben müsste, während der Rest seines Körpers weiterlebte, sei ihm nie gekommen, bekennt er. In einer bildhaften Sprache macht Livingston das Wesen der Trauer sichtbar. „Die Stille im Haus ist wie ein Leichentuch, das meine Einsamkeit umhüllt"[5], schreibt er zum Beispiel. Oder: „Die Erinnerungen belasten mich wie ein Anker, den ich nicht zu lichten vermag."[6]

Der Tod eines geliebten Menschen löst eine Vielzahl unterschiedlicher Gefühle aus. Livingston beschreibt sie alle. Die abgrundtiefe Traurigkeit. Schuldgefühle. Die Suche nach einem Schuldigen. Zorn und Wut. Oder auch Selbstmitleid. Wie C. S. Lewis und andere vor ihm, geht er mit sich selbst hart ins Gericht. Er stellt die These auf, dass seine Trauer, vielleicht überhaupt jede Trauer, im wesentlichen Selbstmitleid ist. Er beschreibt seine innere Not nüchtern analysierend: „Es liegt in der Natur der Trauer, dass wir uns an sie klammern, selbst dann, wenn sie uns das Herz zerreißt. Sie ist die letzte Verbindung zu unseren Lieben, und obwohl das Erinnern einen brennenden Schmerz mit sich bringt, weigern wir uns, diesen Schmerz loszulassen. Die Furcht vor dem Vergessen ist stärker als die Furcht vor der Grabesstille des Todes."[7] Die Trauer ist eine natürliche Reaktion. Aber sie ist auch eine Auflehnung gegen den Tod. Der Tod trennt. Die Trauer verbindet.

Der Tod eines kleinen Kindes, das Wesen der Natur, der ewige Kreislauf von Werden und Vergehen im Verlauf der Jahrhunderte und Jahrtausende, das Schweigen Gottes und die Willkür des Universums: Auf sich selbst zurückgeworfen, versucht Livingston, seinen Verlust einzuordnen in die Welt um ihn herum. Bei einer Wildwasserfloßfahrt betrachtet er die seit Urzeiten unveränderte, gewaltige Natur, die steilen Wände der Schlucht, und spürt den Kontrast zwischen einem kurzen, zerbrechlichen Menschenleben, den Gletschern und dem zeitlosen Fluss. Die Natur ist oft brutal, die Welt voller Tragödien. Livingston erscheint es sehr selbstbezogen, immer nur über eine einzige Tragödie, den Tod seines Sohnes, nachzudenken. „Dennoch tue ich es", schreibt er, „denn es ist meine eigene."[8]

Das Nachdenken über ein Weiterleben nach dem Tod beschäftigt fast alle Trauernde, ob sie nun gläubig sind oder nicht. Livingston möchte seine gewohnheitsmäßige Skepsis gerne durch Glauben ersetzen, aber es gelingt ihm nicht. Er erwägt alle Optionen und schließt daher auch nicht aus, dass das Leben, das gesamte Universum, etwas völlig Zufälliges ist, und dass seine Versuche, dem Ganzen einen Sinn zu verleihen, eine Bedeutung aufzuzwingen, zum Scheitern verurteilt sind; dass der Glaube an ein Weiterleben nach dem Tod Wunschdenken ist; dass sein Sohn einfach aufgehört hat, zu existieren. Und dennoch spürt er weiter eine Verbindung, die der Tod nicht zerstören kann. Und er fragt sich, was er aus dem Prozess des Trauerns gelernt hat. Dass es auch in der tiefsten Verzweiflung Hoffnung gibt? Dass man das Unerträgliche ertragen kann? „Ich kenne nicht die Lektion, die aus dieser Tragödie zu ziehen ist", schreibt Livingston und ergänzt: „Lucas und ich liebten einander so sehr, dass wir nie völlig getrennt sein werden."[9]

Die Vorstellung eines Weiterlebens nach dem Tod, gar eines Wiedersehens, ist eine Hoffnung, aber letztlich doch nicht mehr als ein schöner Gedanke. Die Erkenntnis aber, dass es etwas gibt, was Lebende und Tote weiter verbindet, ist eine lebendige Erfahrung. Eine Erfahrung, die Livingston gemacht hat, so wie viele Trauernde vor ihm. Und so wünscht er am Ende seines Buchs Lesern, die ihren eigenen Kummer zu durchleben haben, dass sie sich aus ihrer Verzweiflung durch das Wissen zu befreien vermögen, dass die Liebe niemals verloren geht, nicht einmal im Tod. Vielleicht ist das die wichtigste Lektion aus dieser Tragödie, die der Tod eines geliebten Menschen darstellt. Eine Erfahrung, die zwar jeder selbst machen muss, um Kraft aus ihr ziehen zu können, deren Beschreibung aber anderen auf ihrem Weg durch die Trauer helfen kann.

Der Versuch, der Trauer Worte zu geben, baut Brücken. Wir lesen, um zu wissen, dass wir nicht allein sind. So hielt es auch Gordon Livingston, der in den Büchern von C. S. Lewis, Harold Kushner und anderen Trost und Orientierung fand, und der, mit seinem eigenen Verlust konfrontiert, seine Erfahrungen durch sein Buch wiederum an andere weitergibt. „Denn dieser Verlust", schreibt Livingston, „der mich so vieler Dinge beraubte und alles, was ich bin und wertschätze, in Frage stellte, brachte mir auch ein tieferes Verständnis dafür, was es bedeutet, ein Mensch zu sein: zu zweifeln, zu glauben, zu hoffen, zu verzweifeln, etwas zu ertragen."[10]

31

Wer um das Leben eines geliebten Menschen bangt, in der Sorge um ihn zwischen Hoffnung und Verzweiflung schwankt, Angst vor der Trennung hat und alle möglichen Situationen gedanklich durchspielt, stellt sich oft auch die Frage, ob es ein Jenseits gibt – und wenn ja, was dort dann ist, jenseits des Lebens. Kann es noch irgendeine Art von Verbindung zwischen den Lebenden und den Toten geben? „Wenn ich ganz regungslos bleiben könnte, ohne zu sprechen oder zu denken, ohne zu flehen, zu weinen, zu erinnern oder zu hoffen, wenn ich mich in das vollkommene Schweigen versenken könnte, vielleicht würde ich dich dann hören können, Tochter"[1], schreibt Isabel Allende in ihrem Buch „Paula" (1995).

„Paula" ist das persönlichste Buch der chilenischen Schriftstellerin, die durch Romane wie „Das Geisterhaus" oder „Eva Luna" weltweit bekannt wurde. Allende schrieb es zur Erinnerung an ihre Tochter, die im Alter von 29 Jahren starb. Es ist ein Buch über das Sterben und menschliche Beziehungen, die der Tod zu zerreißen droht. Es ist aus der Trauer heraus entstanden, während der Krankheit und nach dem Tod der Tochter geschrieben.

Paula, eine junge, lebensfrohe Frau, fiel nach Komplikationen im Verlauf ihrer Krankheit 1991 ins Koma. Sie litt an Porphyrie, einer Stoffwechselstörung. Allende zeigte sich später davon überzeugt, dass Paula nicht an ihrer Krankheit starb, sondern aufgrund eines Fehlers, der in der Klinik begangen wurde – der Nichtbeachtung einer Medikamentenunverträglichkeit, die einen schweren Gehirnschaden bei ihrer Tochter verursachte. Paula überlebte zwar, aber in einem Zwischenreich zwischen Leben und Tod. Ihre Tochter selbst ansprechend, schreibt Allende: „Von diesem Augenblick an blieb das Leben für dich und auch für mich stehen, wir beide überschritten eine geheimnisvolle Schwelle und traten ein in den Bereich der tiefsten Finsternis."[2] Um zu zeigen, dass sie bei ihr ist, und in der Hoffnung, dass ihre Tochter sie vielleicht hören kann, setzt sich Allende ans Krankenbett und erzählt ihrer Tochter Geschichten – sie erzählt, um den Kontakt nicht abreißen zu lassen, um irgendeine Form der Kommunikation aufrechtzuerhalten.

Sie erzählt aus ihrem Leben, dem Leben der ganzen Familie, ruft Paula ihr eigenes Leben in Erinnerung, in der Hoffnung, dass sie sie hören kann, und lässt so die Vergangenheit lebendig werden. Das Buch beginnt mit folgenden Worten: „Hör mir zu, Paula, ich werde dir eine Geschichte erzählen, damit du, wenn du erwachst, nicht gar so verloren bist."[3] Allende wollte ihrer im Koma liegenden Tochter durch das Erzählen ihre Identität ins Gedächtnis zurückrufen. Sie erzählt von Paulas Kindheit, ihren Freunden und Verwandten, vom Großvater, von strengen Klosterschulen und geht zurück bis zum Anfang der Familiengeschichte in Südamerika, als ein baskischer Seemann an der Küste Chiles an Land ging. Die Passagen, in denen Allende ihre Tochter direkt anspricht, bilden das Fundament dieses Buches. Sie wechseln ab mit Schilderungen ihrer Besuche im Krankenhaus und der Träume, in denen ihr Paula erscheint, mit Gedanken über Liebe, Tod und die Bedeutung familiärer Bindungen.

Das Leben im Krankenhaus folgt seinem eigenen Rhythmus. Es ist eine Welt für sich. Wer dort täglich ein- und ausgeht und um einen geliebten Menschen bangt, der zwischen Leben und Tod schwebt, wirkt nach außen hin meist gefasst. Tief im Inneren jedoch sieht es anders aus. Die Sorge um ihre Tochter lässt Allende fast wahnsinnig werden. Sie weiß oft nicht mehr, welcher Tag gerade ist, die Zeitungsnachrichten interessieren sie nicht mehr, die Welt um sie herum schrumpft zusammen auf einen kleinen Punkt, das Krankenbett ihrer Tochter, und die Angst um sie überlagert alles. Allende beschreibt, wie sie jeden Tag aufs Neue das Krankenhaus betritt und sich dort auf den Weg zur Station macht, auf der ihre Tochter liegt, und dabei vor Angst selbsterfundene Zauberformeln vor sich hinmurmelt: „Ich wandere durch die endlosen einsamen Korridore, wo sogar das Klopfen meines Herzens widerhallt, und mir ist, als ginge ich auf einem Laufband, das in die entgegengesetzte Richtung rollt, ich komme nicht vorwärts, immerzu bin ich auf demselben Fleck, müder und müder werdend."[4]

Sechs Monate liegt Paula im Krankenhaus. Der Klinikalltag in diesem Reich der Schmerzen lässt kaum Raum für die Hoffnung, dass sich alles vielleicht doch noch zum Guten wenden könnte. Zweimal am Tag öffnet sich für Allende die Tür zur Intensivstation. Dort warten das Surren des Atemgeräts, die Schläuche, Kanülen und von blauen Flecken übersäten Arme ihrer Tochter, zu der sie spricht – wartend auf ein Wunder und beseelt von dem Wunsch, sie wieder ins Hier und Jetzt zurückholen zu können. Allende will die Hoffnung nicht aufgeben. Sie weiß, dass die Ärzte nicht mehr für ihre Tochter tun können, denkt aber – wie viele andere auch in dieser Situation – über alternative Heilmethoden nach, will auf andere Mittel zurückgreifen, auch auf die unwahrscheinlichsten, um Paula zu retten und sie dem Zugriff des Todes zu entreißen.

Der Tod, er sitzt immer mit am Krankenbett, während Allende mit ihrer Tochter in Kontakt zu treten, sie aus seinen Fängen zu befreien versucht – obwohl sie weiß, dass dies unmöglich ist. „Am Kosmos und am Lauf der Geschichte gemessen, sind wir unbedeutend, nach unserem Tode geht alles weiter seinen Gang, als hätten wir nie existiert"[5], schreibt Allende. Aber dieses eine Leben, das Leben ihrer Tochter, ist in dieser Situation das einzige, was für sie zählt, wichtiger als alles andere, wichtiger sogar als ihr eigenes Leben.

Bei einer neuen Untersuchung wird festgestellt, dass Paulas Gehirn bleibende Schäden davongetragen hat. Die Ärzte schlagen vor, sie in ein Pflegeheim zu verlegen. Allende nimmt ihre Tochter mit zu sich nach Hause und schreibt, neben ihrem Bett sitzend, weiter an dem langen Brief an sie, den sie bereits im Krankenhaus begonnen hatte und der später Grundlage für ihr Buch werden sollte. Das Schreiben hielt sie beschäftigt, erklärte Allende später, es „zerstreute ein wenig die Angst und half Kräfte zu sammeln, von denen ich nicht einmal wusste, dass sie in mir waren."[6]

In Manchem erinnert „Paula" an Allendes ersten Roman „Das Geisterhaus", für den sie ebenfalls in die Vergangenheit eintauchte und tief aus dem Brunnen ihrer Familiengeschichte schöpfte. Auch „Das Geisterhaus" hatte den Tod als Ausgangspunkt: Der Roman geht auf einen Brief zurück, den Allende ihrem Großvater schrieb, nachdem dieser 1981 gestorben war. „Paula" ist noch persönlicher, weil Allende durch die Krankheit und das Sterben ihrer Tochter in ihrem Innersten getroffen wurde. Darüber zu schreiben, ist immer eine schwierige Gratwanderung. Man hat diesem Buch eine Nähe zum „Gefühlskitsch" vorgeworfen. An einigen Stellen – vor allem bei manchen Dialogen – scheint das Buch tatsächlich die Grenze zum sentimentalen, semifiktiven Gefühlsroman zu überschreiten. Dennoch ist „Paula", als Ganzes gesehen, ein außergewöhnliches literarisches Dokument des Abschiednehmens, in dem sich unterschiedliche Erzählebenen und erzählende Stimmen mischen.

Nach einer langen Zeit des vergeblichen Hoffens merkt Allende schließlich, dass ihr Wunsch, Paula am Leben zu erhalten, sie gar ins Leben zurückzubringen, nicht in Erfüllung gehen wird.

Paula erscheint ihr im Traum. In diesem Traum sagt sie, dass sie sterben wolle, dass sie aufgrund ihres körperlichen Zustands nie mehr der Mensch sein könne, der sie gewesen war, dass ihr Leiden zu groß und ihr die Rückkehr ins Leben versperrt sei. In Allendes Traum verabschiedet sich ihre Tochter von ihr mit folgenden Worten: „Quäl dich nicht mit dem Gedanken an das, was hätte sein können und doch nicht war, an das, was du hättest anders machen müssen, an die Unterlassungen und Irrtümer, vergiss das alles! Nach meinem Tod werden wir so in Verbindung bleiben, wie du es mit deiner Großmutter und der Granny bist, du wirst mich in dir tragen als eine ständige Gegenwart, ich werde kommen, wenn du mich rufst."[7]

Von diesem Moment an setzt bei Allende ein Umdenken ein. Sie ist bereit, den Tod der Tochter zu akzeptieren. Sie spricht Paula wieder direkt an, am Krankenbett wie im Buch, ruft all die Jahre, die sie miteinander verbracht haben, in Erinnerung. Am Krankenbett sitzend, zusammen mit Paulas Mann Ernesto, verspricht sie ihrer Tochter, dass sie sie bis zum letzten Augenblick in dieser Welt begleiten würden und versichert ihr, dass sie auch nach ihrem Tod immer bei ihnen sein und in ihrer Erinnerung fortdauern werde. Zwei Wochen später ist Paula dann gestorben. Mit den Worten „Leb wohl, Paula, meine Tochter. Sei gegrüßt, Paula, Geist"[8] endet das fast 500 Seiten umfassende Buch von Isabel Allende.

In ihrer kleinen Nachschrift „Briefe für Paula" (1996) berichtet Allende ein Jahr später, wie die Trauer über sie kam. Während der Zeit der Krankheit ihrer Tochter war sie damit beschäftigt, gegen das Unglück anzukämpfen, dem passiven Leiden aktiv etwas entgegenzusetzen, der illusorischen Hoffnung täglich aufs Neue Nahrung zu geben. Erst, als Paula gestorben und nichts mehr zu tun und zu erledigen war, was die Angst vor dem Verlust zumindest eine Zeit lang in den Hintergrund treten lassen konnte, auf sich selbst zurückgeworfen und mit der unwiderruflichen Tatsache des Todes konfrontiert, überfiel sie dann das erdrückende Schweigen der Trauer. Allende zitiert ihre Mutter, die ihr damals sagte: „Trauer ist wie ein langer, dunkler Tunnel, durch den du allein gehen musst. Am anderen Ende ist Licht, aber noch kannst du es nicht sehen. Glaub mir, Isabel, nichts kann dir dieses Leiden ersparen, weder Antidepressiva noch irgendwelche Therapien, auch keine Ferien auf einer Tropeninsel, nicht einmal die Liebe deines Mannes und deiner Enkelkinder."9

Allendes Buch „Paula" basiert auf der ein ganzes Jahr lang währenden Zeit des Abschiednehmens. Aufzuschreiben, was war, festzuhalten, in welchen Gedanken sie Trost fand, war Allendes Weg, sich der Trauer zu stellen. In ihrem Vorwort zu „Briefe für Paula" berichtet sie, wie sie sich nach dem Tod ihrer Tochter ein ganzes Jahr lang jeden Morgen zum Schreibtisch schleppte, dieses Erinnerungsbuch zusammenstellte und durch dieses Tun den Tunnel der Trauer durchschritt. Danach hatte sie nicht mehr den Wunsch, zu sterben, sondern weiterzuleben.

Das Buch über Paula zu schreiben sei ein Wagnis gewesen, bekennt Allende. Zuvor habe sie nur Romane und Erzählungen geschrieben, dieses Buch der Erinnerung sei „wie ein Sprung in den Abgrund"10 gewesen. Aber das Buch half nicht nur ihr selbst aus der Trauer. Allende erhielt über tausend Briefe von Lesern aus aller Welt und sie erkennt, dass all ihre früheren Bücher zusammengenommen in den 13 Jahren ihres Erscheinens nicht so viel Leserpost ausgelöst haben wie „Paula" in wenigen Monaten. Die Lawine von Briefen habe ihr gezeigt, dass die Entscheidung, das Buch zu veröffentlichen, richtig gewesen war, schreibt sie: „Indem ich vor den Lesern mein Innerstes öffnete, machte ich mich nicht etwa verletzlicher, sondern stärker, denn aus allen Teilen der Welt streckten sich mir Hände entgegen, die mir Halt gaben."[11]

Die amerikanische Schriftstellerin und Journalistin Joan Didion teilte in ihrem Buch „Das Jahr magischen Denkens", einer Analyse ihrer Trauer nach dem Tod ihres Mannes, mit, dass sie keine Nähe zu ihrem verstorbenen Mann spürte, sondern vielmehr dessen „endlose Abwesenheit"[12] – und zieht daraus den Schluss, dass man die Toten nicht bei sich behalten könne, sondern loslassen müsse. Loslassen musste Allende ihre Tochter, die nach fast einem Jahr im Koma immer schwächer wurde und nicht mehr ins Leben zurückkehren konnte, auch. Aber nur körperlich. Eine „endlose Abwesenheit", wie Didion nach dem Tod ihres Mannes, verspürte sie nicht. Isabel Allende berichtet in „Paula" von ganz anderen Erfahrungen: „In diesem Jahr der Qualen habe ich nach und nach auf alles verzichtet, zuerst verabschiedete ich mich von Paulas Intelligenz, dann von ihrer Vitalität und von ihrer Gesellschaft, zum Schluss muss ich mich von ihrem Körper trennen. All das habe ich verloren, und meine Tochter ging von mir, aber in Wirklichkeit ist mir das Wesentliche geblieben: die Liebe."[13]

Isabel Allendes Buch „Paula" ist keine Totenklage, sondern eine Lebensbeschreibung und die Beschwörung einer bleibenden Verbindung. Das Buch habe ihr dabei geholfen, ihre Tochter lebendig und immer gegenwärtig zu halten, schreibt sie: „Wenn es stimmt, dass der Tod nicht existiert und wir nur sterben, sobald man uns vergisst, dann wird meine Tochter noch lange Zeit leben."[14] Allende hat ihrer Trauer Worte gegeben und hierdurch ihrer Tochter eine Gestalt, die den Tod überdauert. „Der Schmerz zwingt mich zu lernen, die Liebe zu wachsen. Die Literatur ist für mich ein Stück Alchemie, die Fähigkeit, die Banalitäten der Existenz in kleine Bröckchen Weisheit zu verwandeln. Vielleicht besteht darin die Wundermacht des geschriebenen Wortes: Es erlaubt uns, die Erinnerung zu bewahren, das Leiden in Kraft zu verwandeln"[15], schreibt Allende in ihrer Nachschrift „Briefe für Paula". Das Schreiben über den Tod ihrer Tochter hat ihr nicht nur dabei geholfen, ihre Trauer zu überwinden. Es hat in ihr die Erkenntnis bestärkt, dass es auch nach dem Tod etwas gibt, was Lebende und Tote verbindet, und diese Erkenntnis hat in ihr neuen Lebensmut geweckt.

32

Der Tod eines Kindes ist das Unerwartete, der natürlichen Ordnung Zuwiderlaufende. Wenn Eltern sterben, wird von Trauernden meist erwartet, sich nicht allzuviel anmerken zu lassen und schnell wieder zur Tagesordnung überzugehen. Doch die Trauer über den Tod der Eltern kann sehr schmerzlich sein. Auch dann, wenn die zurückbleibenden Kinder längst erwachsen sind und ihre eigene Lebenswelt aufgebaut haben. Jeder Mensch hat unterschiedliche Beziehungen und Freunde in seinem Leben – aber nur eine Mutter und einen Vater. Beide sind unersetzlich.

Wie wichtig das Fundament ist, das die Existenz der Eltern darstellt, wird manchmal erst dann deutlich, wenn es wegbricht. Mit dem Tod der Eltern geht ein Gefühl der Sicherheit verloren. Auch Erwachsene, die längst eine eigene Familie haben, können sich wie Waisen fühlen, wenn Vater und Mutter gestorben sind. Es fehlt die Bestärkung durch die Eltern, die innere Zufriedenheit, die ihr Lob bewirkte, das Gefühl der Geborgenheit, das ihre Nähe vermittelte. Eltern verzeihen leichter als andere Menschen, sorgen sich, auch wenn ihre Kinder längst erwachsen sind. All das fehlt auf einmal. Der Abschied von den Eltern ist in gewisser Weise auch der Abschied von der eigenen Kindheit. Mit dem Tod von Vater und Mutter wird die innigste Verbindung zur eigenen Vergangenheit durchtrennt.

In ihrem Buch „Wenn die alten Eltern sterben" (1989) zeigt Barbara Dobrick an vielen Beispielen auf, welche unterschiedlichen Gefühle durch den Tod von Vater und Mutter ausgelöst werden können. Dobrick hat in Gesprächen persönliche Erfahrungen Betroffener gesammelt und auf der Grundlage dieser Zeugnisse ein Bild entworfen, das zeigt, wie die Trauer um die Eltern das Leben verändern kann. Ähnlich aufgebaut sind drei weitere Bücher, die die Trauer von Frauen nach dem Tod ihrer Mutter zum Thema haben: Ingrid Strobls „Ich hätte sie gerne noch vieles gefragt" (2002), Ruth Eders „Ich spür noch immer ihre Hand" (1994) und Rosa Ainleys „Ich hab' ihr nie gesagt, dass ich sie liebe" (1997). Die Bücher stellen in kürzeren Texten die Erfahrungen unterschiedlicher Trauernder nach dem Tod ihrer Mutter vor. Häufig steht dabei allerdings nicht die Trauer im Mittelpunkt, sondern die Aufarbeitung eines oft problematischen Mutter-Tochter-Verhältnisses.

Mit dem Tod der Mutter beschäftigen sich auch mehrere Publikationen von Schriftstellern, etwa Roland Barthes' „Tagebuch der Trauer"[1] (2010). Der französische Philosoph und Schriftsteller hatte ein sehr inniges Verhältnis zu seiner Mutter. Über acht Monate hinweg hielt er auf einzelnen Zetteln seine Gefühle und Gedanken nach ihrem Tod fest. Es sind meist sehr kurze Notizen, die um die Themen Einsamkeit und Verlust kreisen – in zum Teil nur fragmentarischen Sätzen und Gedanken. Es sei ihm alles unerträglich, was ihn daran hindere, in seinem Kummer zu wohnen, notiert Barthes zum Beispiel, oder dass es ihn nach dem Tod der

Mutter nun selbst zum Tod hintreibe. Roland Barthes' „Tagebuch der Trauer" wurde aus dem Nachlass herausgegeben. Es ist ein Text, der nicht – zumindest nicht in dieser Form – zur Veröffentlichung bestimmt war. Das merkt man ihm auch an. Es sind oft sehr persönliche, intime Notizen, die – bis auf wenige Ausnahmen – anderen wenig zu sagen haben und die weder inhaltlich noch sprachlich überzeugen.

Simone de Beauvoir hat sich in ihrem Buch „Ein sanfter Tod" (1965) ebenfalls mit dem Sterben ihrer Mutter auseinandergesetzt. Die französische Schriftstellerin beschreibt in der autobiografischen Erzählung den langsamen Abschied von ihrer 77-jährigen Mutter, der nach der Diagnose einer Krebserkrankung nur noch wenig Lebenszeit blieb. Beim Wachen am Sterbebett denkt de Beauvoir über das Leben der Mutter nach und über ihre Beziehung zu ihr. Während des Prozesses des Abschiednehmens prüft sie auch ihr eigenes Verhältnis zum Leben und zum Tod im Spannungsfeld zwischen der Macht der Vernunft und der Ohnmacht der Gefühle. Dabei gelingen ihr sehr prägnante Sätze wie zum Beispiel dieser: „Man braucht gar nicht erst zu versuchen, den Tod ins Leben einzubeziehen und sich einer Sache gegenüber rational zu verhalten, die es ihrerseits nicht ist. Jeder muss versuchen, wie er auf seine Art mit der Verwirrung seiner Gefühle zurechtkommt."[2] Alles in allem aber ist Simone de Beauvoirs „Ein sanfter Tod" mehr ein Buch über das Sterben ihrer Mutter und ein Rückblick auf ihr Leben. Ein Buch über die Erfahrung der Trauer ist es nur ganz am Rande.

Mit Peter Handkes Erzählung „Wunschloses Unglück" (1972) verhält es sich nicht anders. Das Buch handelt vom Suizid der Mutter des österreichischen Schriftstellers. Sieben Wochen nach ihrem Tod begann Handke, ihr Leben nachzuerzählen – und versuchte, es durch die Erzählung, durch die Rekapitulation der Vergangenheit, zu verstehen. Die Annäherung an dieses Leben geschieht über weite Strecken sehr distanziert. Zuweilen wirkt der Text etwas sperrig, etwa wenn Handke vom „allgemeinen Formelvorrat für die Biografie eines Frauenlebens"[3] schreibt. Wie Simone de Beauvoirs Buch ist Handkes Erzählung eher eine Rekonstruktion der Lebensgeschichte seiner Mutter als eine Auseinandersetzung mit seiner Trauer. Wie diese hätte aussehen können, blitzt nur stellenweise durch – etwa wenn Handke schreibt, die erzählte Geschichte habe mit „Namenlosem", mit sprachlosen Schreckzuständen zu tun: „Sie handelt von Momenten, in denen das Bewusstsein vor Grauen einen Ruck macht; von Schrecksekunden, so kurz, dass die Sprache für sie immer zu spät kommt."[4] Der Trauer Worte zu geben, bedeutet aber, diese Schreckzustände festzuhalten und zu analysieren, die Sprachlosigkeit zu überwinden.

Es gibt nur sehr wenige Bücher, die sich hinsichtlich der Intensität, mit der das Trauererleben geschildert und analysiert wird, mit C. S. Lewis' Bericht „Über die Trauer" vergleichen lassen. Bianca Langs Buch „Leben ohne dich" (2006) gehört zu ihnen. Lang hat nach dem Tod ihres Vaters einen Selbsterfahrungsbericht geschrieben, der im Mittelpunkt dieses Buches steht. Der Text heißt „Meine Liebe zu ihm will keinen Zorn zulassen". Warum Zorn? Weil sich der Vater der Autorin das Leben genommen hat. „Leben ohne dich" ist ein Bericht über die Trauer nach dem Tod eines Elternteils wie über die besonderen Begleitumstände der Trauer nach einem Suizid. Es enthält aber auch Erfahrungen, die viele Trauernde auf ganz ähnliche Weise machen.

Manchmal scheint eine Situation so ausweglos, dass die Angst vor dem Leben größer ist als die Angst vor dem Tod. Viele Menschen, die an schweren Depressionen leiden oder aus anderen Gründen plötzlich ihr seelisches Gleichgewicht verlieren, sehen nur noch einen Ausweg: Sie nehmen sich das Leben. In Deutschland sterben mehr Menschen durch Suizid als durch Verkehrs-unfälle.

Aber niemand geht freiwillig aus dem Leben. Deshalb führt der Begriff „Freitod" in die Irre. Menschen, die ihr Leben aus eigenem Entschluss beenden, glauben, keine andere Wahl zu haben. Sie stehen vor einer Wand, sehen keinen Ausweg mehr.

Meist ist es nicht so, dass sie nicht mehr leben wollen. Sie wollen nur so wie jetzt nicht mehr weiterleben. Oft ist es nicht einmal Vereinsamung, die Menschen dazu treibt, Hand an sich zu legen. Viele Suizid-Opfer haben Familie, Geschwister, einen Lebens-partner, enge Freunde. Von jeder Selbsttötung sind im Durch-schnitt fünf bis sechs Angehörige betroffen, die mit ihrer Trauer zurückbleiben.

Wenn ein geliebter Mensch seinem Leben selbst ein Ende setzt, ist die Trauer besonders schwer zu bewältigen. Zum Schmerz über den Verlust kommen viele quälende Fragen: Warum konnten wir dir nicht helfen? Warum hast du das getan? Warum hast du uns das angetan? Hinterbliebene quält das Gefühl, ihre Liebe sei nicht groß genug gewesen, um einen Menschen im Leben zu halten. Sie fühlen sich schuldig, glauben, versagt zu haben. Zur Trauer kommt oft Wut auf den Menschen, der sich das Leben ge-nommen hat. Zusätzlich erschwert wird der Schmerz durch aus-gesprochene oder unausgesprochene Vorwürfe anderer. Wohin mit all diesen Gefühlen, mit all dieser Trauer?

Die Trauer nach einem Suizid wird für Hinterbliebene oft zur doppelten Last: Sie fühlen sich von dem Menschen, der sich selbst das Leben genommen hat, oft auch von Mitmenschen im Stich ge-lassen. Trauernde sind ein Störfaktor. Wenn sie ihre Trauer zei-gen, passen sie weder ins Berufsleben noch in eine private gesel-lige Runde. Ihre Tränen verunsichern, sind unerwünscht, lassen peinliche Situationen entstehen. Trauer, so eine verbreitete Meinung, soll sich auf dem Friedhof oder in den eigenen vier Wänden verstecken. In der Öffentlichkeit wirkt sie abschreckend, wird von vielen als Belästigung empfunden.

Auch Bianca Lang machte diese Erfahrung. Die Welt um sie herum erscheint ihr kalt und herzlos. Jede Achtlosigkeit wird zur persönlichen Enttäuschung. „Die Lieblosigkeit meiner Umwelt lässt mich oft erschaudern. Schwächt mich", schreibt sie. „Ein Kollege schließt meine Bürotür, als er mich weinen sieht, und tut so, als sei nichts geschehen. Er fragt nicht, was war, oder ob er helfen könnte. Er meidet mich fortan, weicht mir aus, so wie viele. Ihre Scheu verletzt mich. Sie ist wie eine zusätzliche Strafe. Als sei ich gebrandmarkt oder aussätzig."[5] Es ist dieselbe Erfahrung, die C. S. Lewis machte, weshalb er in seinem Buch „Über die Trauer" verbittert die Frage in den Raum stellte, ob es im Interesse der Allgemeinheit nicht besser wäre, Trauernde „wie Aussätzige in besonderen Siedlungen"[6] zu isolieren.

Die Trauer beherrscht Bianca Langs Innenleben, und sie verändert ihren Blick auf die Außenwelt. Sie beschreibt, wie sie sich von ihrer Umwelt entfremdet: „Ich passe nicht mehr in meine Welt, komme mir vor wie ein Fremdkörper inmitten bekannter Gesichter." Freunde, Kollegen und Nachbarn hätten versucht, sie zurückzuholen in ihr altes Leben. Ein Versuch, der zum Scheitern verurteilt war. Denn ihr altes Leben existierte nicht mehr.

Ihre Trauer ist auch verbunden mit irrationalen Gefühlen, zum Beispiel der Wut darüber, dass das Leben anderer ganz normal weitergeht, während im eigenen Leben nichts mehr normal ist. Der Umgang mit Menschen, bei denen das Leben keine Narben hinterlassen hat, bloß ein paar Kratzer, fällt ihr schwer. Deren Probleme erscheinen Lang klein und nichtig, ihre Themen langweilen sie. Die Begegnung mit fröhlichen Familien und zufriedenen Singles hält sie kaum aus. „Sie spiegeln sich in ihrer makellosen Oberfläche, die so fragil und voller Spannung ist, dass sie jederzeit Risse bekommen und zerplatzen kann und dann das Innere schutzlos zurücklässt"[7], schreibt Lang. Stattdessen interessiert sie sich für Menschen, die „gebrochen und geprügelt sind vom Schicksal" und deren traurigen Blicken sie früher ausgewichen wäre.

Wann geht die Trauer vorbei? Auch Bianca Lang hat die Erfahrung gemacht, dass selbst die, die es gut meinen und helfen, irgendwann ungeduldig werden. Trauernde dürfen auf Verständnis hoffen – solange sie den Bogen nicht überspannen. Die Geduld mit denen, die ihre Trauer nicht verstecken können oder wollen, hat Grenzen. Lang schreibt hierzu: „Die Schonfrist ist abgelaufen. Trauer und Schmerz dauern länger als Beistand und Mitgefühl."[8] Wenn die Trauer länger anhält, verlieren viele die Geduld mit Trauernden. Das Verständnis ist dann aufgebraucht. Die Frustration auf beiden Seiten wächst.

Wer einen geliebten Menschen verliert, ist verletzlich, betrachtet plötzlich vieles mit anderen Augen, sieht sein eigenes früheres Verhalten manchmal wie in einem fernen Spiegel. „Ich habe bei Trauerfällen mein Beileid verlegen ausgesprochen und gehofft, schnell wieder zur Tagesordnung übergehen zu können", erinnert sich Lang. „Ich weiß jetzt, dass dieses Verhalten feige war und ignorant, jetzt, da ich sie selbst kenne, diese grauenhafte Leere, wenn man jemanden verliert, den man geliebt hat – wenn ein Stück des eigenen Lebens wegbricht."[9]

Der Weg der Autorin durch die Trauer ist lang und verschlungen. In ihrem Selbsterfahrungsbericht legt sie auf schonungslose und auch selbstkritische Weise Zeugnis davon ab. Aber am Ende dieses Weges kann sie schreiben: „Sein Tod ist überstanden, er hat mich neu geformt und doch intakt gelassen, hat die Lebensmüdigkeit und Bitterkeit, die er mitgebracht hatte, wieder von mir genommen."[10] Ihre Erfahrungen und ihr Empfinden seien tiefer, ihre Erwartungen an das Leben kleiner geworden. „Ich habe nicht viel geändert in meinem Leben, aber viel in meinem Leben hat mich geändert."[11]

Das Buch „Leben ohne dich" enthält darüber hinaus die Berichte fünf weiterer Personen, die einen Angehörigen durch Suizid verloren haben. Die Geschichten erzählen von Hilflosigkeit und Scham, vom Kampf mit Vorwürfen, von Wut und der Suche nach Antworten, und sie beschreiben Wege aus der Verzweiflung. Keine dieser Geschichten aber ist inhaltlich und sprachlich so dicht und ausdrucksstark wie Bianca Langs Bericht über ihr Weiterleben nach dem Tod ihres Vaters. Ein Bericht, der trotz allem Schmerz getröstet und versöhnlich endet: „Ich blicke um mich und sehe überall vertraute Gesichter auf neuen Wegen. Und erkenne, dass ich nicht allein bin. Schon lange nicht mehr."[12] Die Trauer verändert sich. Und mit ihr verändert sich auch die Wahrnehmung des Lebens.

33

Trauer macht oft hilflos und verzweifelt. Trauer kann aber auch wütend machen. Wie sehr, das beschreibt die britische Journalistin und Schriftstellerin Virginia Ironside. Ihr Buch über dieses Thema ist leider nicht in deutscher Übersetzung erschienen, es heißt: „You'll Get Over It. The Rage Of Bereavement"[1] (1996), auf Deutsch: „Du wirst darüber hinwegkommen. Die Wut in der Trauer". Es ist eine Auseinandersetzung mit Erfahrungsberichten von Trauernden, mit literarischen Texten und wissenschaftlichen

Publikationen zum Thema, aber vor allem ist es eine Abrechnung mit Trauerratgebern, weil viele von ihnen nach der Überzeugung der Autorin zu große Erwartungen wecken und zu einfache Lösungen anbieten.

Als Journalistin betreute Ironside eine Art Kummerkasten für englische Zeitungen. Sie schreibt, dass sie lange geglaubt habe, gewusst zu haben, was Trauer ist und wie man sie verarbeiten sollte. Wenn sich Leser mit der Bitte um Rat an sie wandten, schickte sie ihnen Broschüren, die Phasen der Trauer erklärten und die freundliche, gut gemeinte Ratschläge enthielten. Also vorgestanzte Formulierungen, von Therapeuten abgesegnete und insofern angeblich erprobte Gebrauchsanweisungen für den Umgang mit Trauer. Sie habe gedacht, dass sie sich mit Trauer auskenne, schreibt sie. Dann starb ihr Vater, und alles erschien ihr sinnlos. Als sie selbst von der Trauer erfasst wurde, konnte sie mit den meisten dieser Ratschläge nicht mehr viel anfangen. Sie schreibt hierzu: „Ich war in einer anderen Welt, wo man eine mir unbekannte Sprache sprach, hatte Gefühle, die mir bis dahin unbekannt waren."[2] Und sie wunderte sich, dass neben dem Schmerz des Verlusts auch andere Gefühle von ihr Besitz ergriffen – darunter vor allem auch Wut.

Woher kam die Wut in der Trauer? Da war einmal die Wut auf den Tod. Die Wut auf das Leben, das weitergeht. Die irrationale Wut auf die vielen anderen Menschen, die weiterleben dürfen, während der eigene geliebte Mensch gestorben ist. Die Wut auf Mitmenschen, die Trauernden aus dem Weg gehen oder sie mit dummen, unüberlegten Trostsprüchen belästigen. Manchmal auch die Wut auf die Person, die gestorben ist. Und in ihrem eigenen Fall nicht zuletzt auch die Wut auf viele Trauerratgeber, die es sich mit den Rezepten zur Bewältigung eines Verlusts zu einfach machen.

„Ich las und las und las, in dem verzweifelten Bemühen, zu verstehen, was ich fühlte", berichtet Ironside. „Ich las so viele Bücher über Trauer, wie ich nur konnte." Und von ein paar Ausnahmen abgesehen, meist Büchern, in denen Autoren über ihre eigenen Erfahrungen berichteten, ärgerte sich Ironside über den Großteil der Ratgeber, die sie las, über ihren Tonfall und die Geisteshaltung, die ihnen zugrunde lag. Ironside schreibt: „Fast jedes Buch las sich so, als ob es von einem interessierten Anthropologen geschrieben worden sei. Distanziert. Von oben herab. Und oft, so schien es mir, auch unehrlich. Die meisten dieser Bücher machten mich wütend."[3]

Sie beklagt, dass viele Studien die wirklichen Gefühle von Trauernden zu ignorieren scheinen und auf der anderen Seite manche Ratgeber sentimental und unerträglich schmalzig seien. Sie kritisiert das beliebte, oft zitierte Trostgedicht von Henry Scott Holland mit dem Titel „Death means nothing at all", in dem es heißt, der Tod bedeute gar nichts, ein geliebter Toter sei nicht abwesend, sondern nur in einen anderen Raum nebenan gegangen, alles sei wie immer, und es gebe keinen Grund, sich anders zu verhalten. Das Gedicht endet mit der Feststellung: „Alles ist gut." Ironside hält dagegen: Nichts ist gut! Das sei die bittere Wahrheit der Trauer, und das Trostgedicht sei nichts anderes als blühender Unsinn.

Manche Trauerratgeber mit ihren sonderbaren Ratschlägen und ihrem vorschnellen Trost, bekennt Ironside, habe sie quer durchs Zimmer an die Wand geworfen. Sie räumt aber ein, dass es unfair wäre, zu behaupten, dass die meisten Bücher, die Trost und Hilfe anbieten möchten, nutzlos seien. Denn gerade bei Trauernden hänge es oft von ihrer momentanen Stimmung ab, ob sie ein Buch als guten Ratgeber empfinden oder nur als einen Haufen Unsinn. Außerdem könne nichts, was über Trauer geschrieben werde, für jeden Trauernden in gleicher Weise richtig und wichtig sein.

Ironside kritisiert Begriffe wie „Trauerarbeit" oder „erfolgreicher Trauerverlauf", denen sie in Ratgebern immer wieder begegnet. Zu Recht, sie sind ja auch unglücklich, denn sie erwecken den Eindruck, dass man in der Trauer ein Lernpensum zu bewältigen habe und anschließend eine Prüfung bestehen müsse. Das ist natürlich nicht so. Ironside kritisiert auch Modelle, die Trauer in verschiedene Phasen unterteilen, weil sie davon ausgehen, der Weg durch den Schmerz folge einem Schema, das für alle mehr oder weniger gleich sei. In Wahrheit aber sei alles ziemlich chaotisch, weshalb sie auch den Bericht „Über die Trauer" von C. S. Lewis, der dieses Chaos der Gefühle beschreibt, für das ehrlichste Buch über Trauer hält.

Trauer hat keine Ordnung: Sie ist Chaos. Ironside hält die Behauptung, dass Trauer nach einem vorgegebenen Muster verschiedene Phasen wie Schock, Verleugnung, Wut und Akzeptanz durchlaufe, für eine Wunschvorstellung mancher Therapeuten und Trauerbegleiter. Sie schreibt: „Das ist ja das Vertrackte an der Trauer: Man kann nie genau sagen, wie sie verläuft, und jedes Buch und jeder Ratgeber, der etwas anderes behauptet, lügt."[4]

Ironside stellt aber nicht nur Phasenmodelle der Trauer infrage, sondern auch andere beliebte Vorstellungen wie etwa die, dass die Trauer einer Reise gleiche. Für manche ist sie eine Reise, für andere nicht. Ein Modell passt nicht auf alle. Für manche Betroffene, schreibt Ironside, sei die Trauer eine Reise, für andere dagegen eher wie die Fahrt in einem Karussell, für wieder andere wie das Gefangensein in einem schwarzen Loch. Viele Phasenmodelle suggerieren zudem, die Trauer habe irgendwann ein Ende. Ironside räumt zwar ein, dass dieser Gedanke tröstlich sei, bezweifelt aber, dass die Trauer jemals ganz vorbei sein wird. Sie wendet sich auch vehement gegen die Formulierung „darüber hinwegkommen", die sie ja auch im Titel ihres Buches „You'll Get Over It" ironisch zitiert. Ironside glaubt vielmehr, dass Trauernde niemals ganz über ihren Verlust hinwegkommen werden. Das Beste, was die meisten tun könnten, sei, mit ihrer Trauer zu leben.

Auch den Versprechungen, es gebe Trost, steht Ironside skeptisch gegenüber. Im Zusammenhang mit der Trauer stellt sie sogar zentrale Begriffe wie Trost, Hilfe und Rat in Frage. Hilfe? Gibt es eigentlich kaum. Man müsse vielmehr das Gefühl der Hilflosigkeit akzeptieren. Trost? Gibt es eigentlich auch nicht. Aber es sei hilfreich, in der eigenen Untröstlichkeit sich sorgende Menschen um sich zu haben. Rat? Die meisten Ratschläge, so Ironside, blieben Trauernden quer im Halse stecken. Manche Ratschläge seien auch schlicht falsch, ungeeignet, und selbst wenn sie gut seien, passten sie nicht auf jeden.

Ironside berichtet in ihrem Buch über ein Gespräch, das sie einmal mit einer professionellen Trauerbegleiterin führte und bemerkt, sie seien sich beide einig darüber gewesen, dass Trauer nie ganz vorbei ist. „Aber das könnte ich nicht schreiben. Das ist nicht das, was die Leute hören wollen", sagte die Trauerbegleiterin. „Dann sage ich es eben", meint Ironside hierzu: „Ich glaube, die Leute wollen wissen, wie es wirklich ist."[5] Das wollen sie ganz sicher. Und daher ist es wichtig, der Trauer Worte zu geben und dabei nichts zu beschönigen, nichts zu verheimlichen, nichts mit wohlfeilem Trost zu übertünchen, oder die Trauer in ein Korsett zu pressen, das zwar Therapeuten, Trauerbegleitern und Seelsorgern passt, nicht aber den Betroffenen.

Die Stärke von Ironsides Buch liegt darin, dass es die persönliche Erfahrung der Trauer und profundes Wissen über das Thema zusammenführt und auf dieser Basis die Ratgeberliteratur auf den Prüfstand stellt – und zum Teil verwirft. Es ist eine erfrischend ehrliche Generalabrechnung mit vermeintlichen therapeutischen Wahrheiten und verbreiteten Trauerbewältigungsstrategien.

Trost gibt es trotzdem. Trost ist für Ironside im Angesicht der Trauer nur ein kleines dünnes Pflaster auf einer großen, klaffenden Wunde. Trotzdem hat sie ihr Buch, in dem sie so viele Versuche, Trost zu vermitteln, so viele Ansätze der Trauerratgeber infrage stellt, in der Hoffnung geschrieben, dass es Lesern Hoffnung vermittelt. Wie das funktionieren soll? Ironside meint: „Die Trauer so zu beschreiben, wie sie wirklich ist, oder wie sie für unterschiedliche Menschen gewesen ist, kann ein Hoffnungsschimmer in der Dunkelheit sein."[6] Denn billiger Trost nützt überhaupt nichts. Unehrlichkeit und Phrasen lassen Trauernde noch hilfloser zurück als zuvor.

Wer den Schmerz der Trauer dagegen ungeschönt zum Ausdruck bringt, wird von Trauernden ernst genommen, schafft überhaupt erst eine Basis der Kommunikation. Daher schreibt Ironside auch zu Beginn ihres Buches, das die Erfahrungen vieler Menschen widerspiegelt: „Ich hoffe, dass Sie in diesem Buch die Bestätigung finden, dass Sie selbst in den übelsten, verrücktesten und elendesten Momenten Ihrer Trauer nicht allein mit Ihren Gefühlen und Erfahrungen sind. Das ist das, was ich anbieten kann – nicht mehr, aber auch nicht weniger. Aber sich in einer Zeit, in der man sich so einsam fühlt wie nie zuvor, ein bisschen weniger einsam zu fühlen – das ist doch was."[7]

Das ist sogar viel mehr. Denn zu den besten Ratgebern für Trauernde zählen eben oft gerade jene Menschen, die selbst den Weg durch die Trauer gegangen sind und andere an ihren Erfahrungen teilhaben lassen. Hieraus kann Trost erwachsen, weil man so glaubhaft erfährt, dass man es selbst auch schaffen kann.

34

Die meisten Menschen reisen durch das Leben, als ob der Tod ein weit entferntes Land sei, das sie nicht betreten müssten. Sie tun so, als ob es kein Ende gäbe. Dabei gibt es nur ein Ereignis, das mit hundertprozentiger Sicherheit auf alle wartet – der Tod. Aber was ist der Tod? Die Auslöschung des eigenen Selbst, das unwiderrufliche Ende? Der Beginn von etwas Neuem? Die Heimkehr zu Gott? Selbst Menschen, die für sich eine Antwort auf diese Frage gefunden haben, werden mitunter von Zweifeln heimgesucht. Denn der Tod ist das große Unbekannte – etwas, das sich menschlicher Erfahrungsmöglichkeit und Vorstellungskraft entzieht. Dieses Ausgeliefertsein an das Unbekannte beunruhigt, löst Angst aus. Aber Angst wovor? Vor dem Tod selbst? Oder nur vor dem Sterben?

Auf die Frage, was er vom Tod halte, hat der US-Filmregisseur Woody Allen einmal gesagt: „Ich bin dagegen!" Und: „Ich habe keine Angst vor dem Sterben. Ich möchte nur nicht dabei sein, wenn es passiert." Der britische Schriftsteller Julian Barnes bezeichnet sich als einen Menschen, „dem das Sterben nichts ausmachen würde, sofern ich hinterher nicht tot wäre."[1] Das völlige Verschwinden, die Vernichtung der eigenen Existenz, macht Barnes am meisten Angst. Kurz nach dieser Behauptung korrigiert er sich und bekennt, dass er sich auch vor dem Sterben fürchtet, zählt die unterschiedlichsten Todesarten auf, die ihm Angst einjagen – vom langsamen körperlichen und geistigen Verfall bis hin zum gewaltsamen Tod. Also das ganze Programm.

Wie ist also der Titel von Barnes Buch über den Tod – „Nichts, was man fürchten müsste" (2010) – zu verstehen? Ist es pure

Ironie? Oder das sprichwörtliche Pfeifen im Wald? Vermutlich beides.

Die Angst vor dem Tod begleitet Barnes schon seit seiner Kindheit, raubte ihm oft den Schlaf. Als er das erste Mal einen Toten aufgebahrt sah, weigerte er sich, bis vor den Sarg zu treten: „Ich spähte nur durch die Scheiben der Flügeltüren und redete mir ein, das geschehe aus Taktgefühl; dabei war es höchstwahrscheinlich nichts als Angst."[2] Barnes, der als Autor eher komischer Romane wie „Flauberts Papagei" bekannt geworden ist, hat in einem 333 Seiten langen Essay den Tod, über den er sein ganzes Leben lang nachgedacht hat, zum alleinigen Thema gemacht. Biografische Skizzen, in denen er vom Sterben Familienangehöriger berichtet, mischt er dabei mit philosophischen und naturwissenschaftlichen Betrachtungen, die das Rätsel des Todes zu ergründen versuchen, zitiert Schriftsteller, die er als seine geistigen Verwandten betrachtet: Stendhal, Gustave Flaubert, Jules Renard und andere mehr.

Seine Versuche, Trost oder zumindest neue Erkenntnisse zu gewinnen, führen Barnes bis in die Antike zurück. Schon damals war die Frage, was nach dem Tod kommt, umstritten. Plato glaubte, der Mensch habe eine unsterbliche Seele und nach dem Tod werde alles besser. Epikur dagegen war davon überzeugt, nach dem Tod komme gar nichts mehr.

Der Glaube – und der Zweifel an Glaubensvorstellungen – ist so alt wie die Menschheit. In allen Kulturen ist die Vorstellung eines Weiterlebens nach dem Tod verbreitet. Kritiker und Skeptiker meinen, die Menschen hätten den Glauben erfunden, um sich selbst die Angst vor dem Tod zu nehmen. Verteidiger des Glaubens haben versucht, dem Tod durch Jenseitsversprechungen seinen Schrecken zu nehmen. Philosophen haben versucht, die Angst vor dem Tod mit Argumenten der Vernunft zu vertreiben.

Schon vor 2300 Jahren lehrte Epikur, es gebe keinen Grund, Angst vor dem Tod zu haben: „Das schmerzliche Übel also, der Tod, geht uns nichts an; denn solange wir existieren, ist der Tod nicht da, und wenn der Tod da ist, existieren wir nicht mehr. Er geht also weder die Lebenden an noch die Toten; denn die einen geht er nicht an, und die anderen existieren nicht mehr."[3]

Das klingt sehr einfach. Aber so einfach ist es nicht. Es stimmt nicht, dass der Tod nicht da ist, solange wir leben, wie Epikur meint. Ganz im Gegenteil: Der Tod steht mitten im Leben. Wenn eine geliebte Person stirbt, stürzt deren Tod uns in Trauer und hat somit unmittelbare Auswirkungen auf unser Leben. Und wer selbst schwer erkrankt und weiß, dass er bald sterben wird, für den rückt der Tod in greifbare Nähe. Der Tod hat sehr wohl eine Bedeutung. Er ist eine ganz konkrete Bedrohung, die große Angst auslösen kann. Nichts, was man fürchten müsste?

Epikurs Lehre, der Tod gehe uns nichts an, ist also eine Gleichung, die nicht aufgeht. Der französische Philosoph Blaise Pascal ist daher der Auffassung, der Tod gehe uns sehr wohl etwas an. „Die Unsterblichkeit der Seele geht uns dermaßen an, berührt uns derart im Tiefsten, dass, wer bei der Frage, was damit ist, gleichgültig bleibt, jegliches Gefühl eingebüßt haben muss"[4], schreibt Pascal in seinem Buch „Gedanken über die Religion und einige andere Gegenstände" (1669).

Für die Idee eines Weiterlebens nach dem Tod, für religiöse Vorstellungen überhaupt, fehlt Barnes aber der Glaube. Und die Einschätzung Epikurs bestätigt nur, was ihm Angst macht: dass der Tod das unwiderrufliche Ende bedeutet. Religion kann die Angst vor dem Tod nehmen. Vielleicht, mutmaßt Barnes, glauben die Menschen nur, weil sie Angst vor dem Tod haben und dringend des Trostes einer jenseitigen Welt bedürfen. Für diese Art von Trost jedoch ist Barnes nicht empfänglich, wie er schreibt:

„Ich glaube nicht an Gott, aber ich vermisse ihn."[5] Mit dem Philosophen Michel de Montaigne (1533-1592) beginnt für Barnes das moderne Nachdenken über den Tod. Montaigne bietet über die Tröstungen des Glaubens hinaus auch weltliche, nichtreligiöse Einsichten an, die dem Tod seinen Schrecken nehmen sollen. Aber auch diese überzeugen Barnes nicht. Montaigne fragt: Wozu klagen, dass man sein Leben lassen muss, wenn alle anderen es auch lassen müssen? „Stimmt, und einige von denen sind darüber bestimmt genauso sauer wie ich"[6], hält Barnes dem entgegen. Und auf die philosophische Frage: Was willst du eigentlich genau, wenn du dich gegen den Tod auflehnst, willst du ein ewiges Leben hier auf Erden, und das zu den momentan geltenden Bedingungen?, entgegnet Barnes: „Das Argument leuchtet mir ein, aber wie wäre es mit ein bisschen ewigem Leben? Einem halben? Okay, ich nehme auch ein viertel."[7]

Wie Montaigne in seinen „Essais" nähert sich auch Barnes dem Tod immer wieder aus einer anderen, neuen Perspektive, stellt vermeintliche Wahrheiten infrage, überprüft eigene Standpunkte, zieht andere Möglichkeiten in Betracht. Ein Priester sagte einmal zu Barnes: „Sie glauben doch nicht, ich würde das alles auf mich nehmen, wenn ich am Ende nicht in den Himmel käme?"[8] Barnes ist von diesem berechnenden Denken ebenso beeindruckt wie entsetzt. Was wäre, wenn Gott ganz anders ist, als wir ihn uns vorstellen? Wenn er die Einhaltung vieler Regeln, die Glaubensgemeinschaften aufstellen, gar nicht fordert? Wenn er nicht so kleinkariert ist wie das Bild, das viele sich von ihm machen? „Womöglich", meint Barnes, „liebt Gott ja den ehrlichen Zweifler mehr als den berechnenden Schleimer."[9]

Das Gottesbild, das sich Menschen zu unterschiedlichen Zeiten gemacht haben, stellt Barnes immer wieder infrage. Die Todesfurcht sei heute an die Stelle der Gottesfurcht getreten, weil wir

„den rachsüchtigen Gott zurechtgestutzt und als unendlich Gnädigen neu vermarktet" haben, schreibt er: „Mit dem Tod können wir das nicht machen. Der Tod lässt nicht mit sich reden oder durch schöne Worte in etwas anderes verwandeln; er weigert sich einfach, an den Verhandlungstisch zu kommen."[10] Und weil das so ist, weil die Angst vor dem Tod, dem großen Unbekannten, beunruhigt, wird er weitgehend aus dem öffentlichen und privaten Leben verbannt. „Wir machen den Tod heute so unsichtbar wie möglich und zum Bestandteil eines Vorgangs – vom Arzt über das Krankenhaus bis zum Bestattungsunternehmen und Krematorium – indem uns Fachleute und Bürokraten sagen, was sie zu tun haben, bis wir uns dann endlich selbst überlassen sind – Überlebende, die mit einem Glas in der Hand herumstehen, Dilettanten, die das Trauern lernen."[11]

Gefühle der Trauer, die hier nur kurz anklingen, spielen in dem Buch ansonsten kaum eine Rolle. Barnes' Gedanken kreisen vornehmlich um den eigenen Tod, um das Ende der eigenen Existenz. Dabei ist der Schrecken des Todes viel breiter gefächert: Es gibt Menschen, die ihren eigenen Tod weit weniger fürchten als den ihnen nahestehender Personen. Aber das ist wieder ein anderes Thema. Als Barnes die Arbeit an seinem Buch beendet hatte, starb seine Frau an einem Gehirntumor.

Nichts, was man fürchten müsste? Es gibt eigentlich im Zusammenhang mit dem Tod nichts, was Barnes nicht fürchtet, wie sein Buch – das Dokument eines lebenslangen Versuches, das Unbegreifliche zu verstehen – belegt. Theologische, philosophische oder naturwissenschaftliche Erklärungen, die mit dem Tod versöhnen wollen, überzeugen Barnes nicht. Er könne zwar nachvollziehen, schreibt er, dass ohne Tod kein Leben möglich wäre; dass erst durch den Tod zusammenbrechender Sterne Planeten entstehen konnten. Wir Menschen sind Teil dieses Planeten, Teil des Universums. Warum widerfährt uns der Tod? Die Antwort des Theologen John Bowkers lautet: Weil uns das Universum widerfährt. Dies sei nachvollziehbar, räumt Barnes ein, und trotzdem habe sich sein Verständnis für all das nicht weiterentwickelt – etwa in Richtung Akzeptanz oder Trost. In den 40 oder 50 Jahren seines Nachdenkens über den Tod habe er nicht mehr Wissen erlangt, schreibt Barnes, sondern nur ein größeres Bewusstsein seiner Unwissenheit.

Gläubige werden an diesem Buch wohl nur wenig Gefallen finden, weil es den Zweifel zum Prinzip erhebt und Fragen stellt, die sie für sich selbst schon beantwortet haben. Nicht Gläubige werden vermutlich ebenso wenig Freude daran haben, da für sie der Tod nichts Geheimnisvolles birgt und sich für sie die Frage des Weiterlebens nach dem Tod gar nicht stellt. Sie stellt sich aber doch – und gerade Barnes stellt sie immer wieder. Sein Buch über den Tod ist das Bekenntnis eines Zweiflers, der nicht glaubt, aber das für ihn Unglaubliche doch nicht für gänzlich unmöglich hält. Barnes' Romanessay bietet einen Querschnitt durch nahezu alle Gedanken, die von den frühesten Zeiten an über den Tod gedacht wurden. Eine persönliche, mit zahlreichen Zitaten und Anekdoten gespickte Bestandsaufnahme, die ein schweres Thema mit erzählerischer Leichtigkeit behandelt. Vielleicht das lebendigste Buch, das über den Tod geschrieben wurde.

35

Jeder Mensch stirbt. Jeder weiß, dass er sterben wird. Mit dem Tod werden alle im Lauf ihres Lebens konfrontiert, und je länger dieses Leben dauert, umso häufiger. Doch auch wenn Angehörige, Freunde oder andere Menschen, die einem viel bedeuten, sterben: Der eigene Tod liegt meist außerhalb der eigenen Vorstellungskraft. Zumindest solange man nicht gezwungen ist, sich mit der Möglichkeit des eigenen Sterbens auseinanderzusetzen. Wer an einer lebensbedrohlichen Krankheit leidet, beschäftigt sich auch mit der Endlichkeit seines Daseins – und mit der Frage, wie viel Zeit noch bleibt. Doch wer will den Tag und die Stunde seines Todes wissen? Im Grunde niemand. „Das wäre wohl das Schlimmste, was einem passieren könnte, wenn einem die Stunde des Todes auf die Minute genau vorausberechnet wäre", meint Christoph Schlingensief, denn man könnte sich von da an dem Leben nicht mehr öffnen: „Es wäre die totale Unfreiheit."[1]

Im Januar 2008 wurde bei Schlingensief ein Tumor in der Lunge entdeckt. Der Aktionskünstler, Theater-, Opern- und Filmregisseur war damals 47 Jahre alt. Er hatte, wie fast immer, mehrere Projekte gleichzeitig am Laufen und noch vieles vor. Mit dem eigenen Tod zu kämpfen, stand nicht auf dieser Liste. Das Leben ist das, was passiert, während du eifrig dabei bist, andere Pläne zu machen. John Lennon hat das einmal gesagt. Schlingensief muss sich einer Operation unterziehen. Ein Lungenflügel wird ihm entfernt. Eine Chemotherapie und Bestrahlungen folgen. Wie die Krankheit sein Leben veränderte, sein Denken und Fühlen auf den Kopf stellte, hat Schlingensief in einem Tagebuch seiner Krebserkrankung mit dem Titel „So schön wie hier kann's im Himmel gar nicht sein!" festgehalten. Es sind wütende Monologe, innere Dialoge, Nachdenken über seine Überlebenschancen, Fragen nach Gott und dem Sinn des Lebens, Wutausbrüche, Dokumente der Verzweiflung und des Kampfes gegen den Feind im eigenen Körper – gesprochen in ein Diktiergerät. Der erste Eintrag des im Jahr 2009 als Buch veröffentlichten Textes stammt vom 15. Januar, der letzte vom 27. Dezember 2008. Zu diesem Zeitpunkt waren, nach Monaten ohne Symptome, Metastasen in Schliengensiefs verbliebenem Lungenflügel entdeckt worden.

Am Anfang steht der Schock nach der Diagnose, die Suche nach einer Erklärung. „Ich habe zwar geheult und viel telefoniert, viel geredet, aber ich habe nicht verstanden, was jetzt passiert. Werde ich jetzt für irgendetwas bestraft? Warum bricht alles zusammen? Die ganze Normalität bricht zusammen."[2] Das gewohnte Leben, bislang eine Selbstverständlichkeit, gehört der Vergangenheit an. Und die Zukunft ist ungewiss. Der Versuch, zu verstehen, was da gerade passiert, was das alles bedeutet – er gelingt nicht.

Schlingensief wird von extremen Stimmungsschwankungen erfasst. An einem Tag ist er der festen Überzeugung, dass jetzt alles zu Ende geht, am nächsten hofft er, dass alles wieder gut wird. Vor der Operation spricht er sich selbst Mut zu: „Das Ding kommt raus. Und dann wollen wir mal sehen, wie wir das alles in den nächsten zwanzig Jahren organisieren."[3] Doch die Zuversicht hält nicht lange an: „Bei mir sind gerade alle Seile und Verbindungen abgerissen. Ich würde gerne einfach nur wegdämmern."[4] Es ist ein Wechsel zwischen Hoffnung und Verzweiflung, ein ständiges Auf und Ab, eine Achterbahn der Gefühle – ohne Ausstiegsmöglichkeit. Einmal überwiegt die Zuversicht, ein anderes Mal erstarrt er vor Schreck, wenn er an die Zukunft denkt. Manchmal erfasst ihn eine regelrechte Verzweiflungsstarre. Die Angst, dass der Krebs nach der Lungenoperation zurückkommt, ist immer da. „Der Dämon, der mit diesem Wissen verbunden ist, der ist da, der Dämon kreist"[5], bemerkt Schlingensief.

Zu den Gefühlen, die ihn aufgrund seiner Erkrankung überfallen, gehört auch die Wut. Die Wut auf den Tumor, auf das Schicksal, auf die ganze Situation, auf alles. Schlingensief spürt, wie die Aggressionen in ihm hochsteigen, aber kein Ziel finden, auf das sie sich entladen könnten. „Heute abend könnte ich wirklich mit einem Knüppel durch die Stadt laufen und alles kurz und klein schlagen", bricht es aus ihm heraus. „Ich bin so beleidigt, so dermaßen beleidigt und verletzt von diesem Ding. Mit 47 Jahren. Ist echt eine unglaubliche Beleidigung!"[6] Am stärksten und überzeugendsten ist Schlingensiefs Buch in Passagen wie diesen.

Die Wut sucht ein Ziel, findet es aber nicht. Bei der Frage nach dem Warum, der Suche nach einem Schuldigen, kommt als möglicher Kandidat vor allem Gott ins Spiel. Schlingensief ist wütend – auch auf Gott. Er habe gedacht, von Gott beschützt zu werden, beschenkt zu sein mit Tausenden von Möglichkeiten und der Hoffnung auf ein langes Leben. „Und das, lieber Gott, ist die größte Enttäuschung", beschwert sich der 47-Jährige wie ein kleines Kind: „Dass du ein Glückskind einfach so zertrittst, du bist jedenfalls gerade dabei, das zu tun."[7] Schlingensief fühlt sich von Gott persönlich beleidigt und in seinem Stolz verletzt. Er ist gekränkt, dass Gott so brutal in sein Leben eingreift, dass er ihn so vieler Möglichkeiten beraubt – ausgerechnet ihn, der noch so viel vorhat. „Ist ihm völlig egal, wer ich bin, was ich mache"[8], bemerkt Schlingensief, als ob er Gott von der Bedeutung seiner eigenen Person überzeugen wollte – und offenbar in dem Glauben, dass er wegen seiner Regiearbeiten und anderen Projekte einen Sonderstatus verdient hätte.

Die Gedanken gehen wild durcheinander. Schlingensief hat im Nachhinein nichts beschönigt oder begradigt, sondern mit seinem Buch genau diesen Zustand der inneren Aufgewühltheit dokumentiert. Die Stimmungsschwankungen und das Denken, das oft die Richtung ändert und versucht, irgendwo Halt zu finden. Alles verändert sich ständig, genauso wie sein körperliches Befinden. Schlingensiefs Verhältnis zur Religion bleibt ambivalent. Er sei kein Atheist, bekennt er. Gott spielt in seinem Leben eine

Rolle – als eine Instanz, der er Macht zuspricht und auf die er reagiert – mal zornig, mal bittend. Wenige Tage nach seiner Wutrede gegen Gott formuliert er den Wunsch: „Hoffentlich beschützen die da oben mich jetzt."[9] Von der Krankheit in seiner Existenz bedroht, versucht er zu ergründen, wie alles angefangen hat – die Frage nach der Ursache der Krankheit – und ob und wie er das Ende, falls es unabwendbar sein sollte, beeinflussen könnte. Dabei ändert er, je nach Tagesform und körperlichem Befinden, oft seine Meinung und wirft frühere Überzeugungen über den Haufen. Weiterleben um jeden Preis, mit Schläuchen, die aus ihm heraushängen, und einem Monitor, der das verbliebene Leben in Kurvenlinien anzeigt, will er nicht. Er verfasst daher eine Patientenverfügung. Aktive Sterbehilfe lehnt er ab, weil er glaubt, dass man das Leiden aushalten müsse, dass es Bestandteil dieses Lebens sei und seinen Sinn habe. Wenig später denkt er darüber nach, dass er eine Entscheidung werde treffen müssen darüber, ob er sich in den Kopf schießt, die Pulsadern öffnet, Tabletten nimmt oder aus dem Fenster springt, da der Lebenswille, den er die ganze Zeit geheuchelt habe, erloschen sei: „Ich bin fertig. Ich bin schon lange müde. Ich habe genug gestrampelt."[10]

Widersprüchlich und Stimmungsschwankungen unterworfen ist auch seine Bewertung der Krankheit selbst. Erst klagt er Gott an, dass dieser durch den Krebs, den er ihm geschickt oder dessen Ausbruch er zumindest nicht verhindert hat, sein Leben zerstöre. Zwei Wochen später stellt er fest, dass er durch seine Erkrankung etwas sehr Hartes lernen musste, was viele andere Leute niemals lernen dürfen: „Das muss man auch mal so sehen. Nicht als Auszeichnung, aber vielleicht als ein wenn auch schmerzhaftes Geschenk."[11] Die Suche nach einer Erklärung für den Ausbruch seiner Krankheit ist eine Frage, die ihn nicht loslässt und auf die er viele Antworten findet – also im Grunde keine, der er wirklich vertraut.

Wie er in seinem Tagebuch festhält, denkt er ernsthaft darüber nach, dass der Krebs durch seine Auseinandersetzung mit Richard Wagners „Parsifal", den er für die Bayreuther Festspiele inszeniert hatte, zu tun habe. Die Beschäftigung mit dieser düsteren Oper habe einen „dunklen Kanal" geöffnet, den er nie hätte öffnen dürfen, vermutet er – und räumt fast im gleichen Atemzug ein, dass es nicht für alles einen Schlüssel gebe, Krankheit oft gar keine Ursache habe, „weil es bestimmt genug Leute gibt, die das ganze Leben total klasse finden, gut gelaunt sind, alles ist bestens, und peng, bekommen sie diese Krankheit, keiner weiß, was das soll, wie das geht, warum."[12] So geht das.

Was das Leben wirklich bedeutet, wird vielen erst dann klar, wenn sein Ende in greifbare Nähe rückt. Das Leben ist einzigartig und wertvoll. Weil es kein anderes gibt. „Die Vorstellung, dass diese Welt gelöscht sein wird, dass die geliebten Menschen weg sein werden, dass man all die Schönheit dieser Erde nicht mehr sehen wird, ist einfach kaum zu ertragen"[13], berichtet Schlingensief. Schon zu Beginn seiner Erkrankung überfiel ihn ein „unglaublich trauriges Weinen, so ein Trauerweinen"[14], weil er plötzlich eine Ahnung davon bekam, wie schnell das Leben plötzlich vorbei sein kann.

Schlingensief hat keine konkrete Hoffnung auf ein Leben nach dem Tod, zeigt sich aber offen für eine weitere Ebene, eine Ebene jenseits dieses Lebens. Er hört die Ouvertüre von Richard Wagners „Tristan und Isolde" und ihm ist, als ob sein toter Vater und andere von einer Art Riesenwolke herabwinken. „Mich beschäftigen diese Verbindungen zur Welt über mir, sie wühlen mich auf und ich spüre, dass da in mir wieder etwas auftaucht, was ich vergraben hatte"[15], stellt er fest. Diese Ahnungen oder

Hoffnungen auf eine Welt über ihm bleiben jedoch vage. Leben im Hier und Jetzt ist das, was für ihn zählt, und er zeigt sich davon überzeugt: So schön wie hier kann's im Himmel gar nicht sein.

Über ein Leben nach dem Tod denkt er nicht weiter nach, das Überleben seines künstlerischen Werks beschäftigt ihn sehr viel mehr. Auch in seinem Tagebuch lässt er, wie um sich seiner eigenen Bedeutung zu vergewissern, Stationen seines Schaffens an sich vorbeiziehen, kokettiert mit seinem Image als Provokateur und Enfant terrible. Schlingensief hat nicht nur Filme, Opern und Bühnenstücke inszeniert – sein ganzes Leben war eine Selbstinszenierung, zu der auch dieses Buch gehört, in dem eine zum Teil rotzige Sprache mit Kraftausdrücken wie „kotzen", „Scheiße" und „Arschlöcher" neben sehr pathetischen Formulierungen steht wie jener, er habe „die Wunde der Welt berührt", die Wunde des Leben-Wollens und Sterben-Müssens. Schlingensief verabschiedet sich mit diesem Buch von der Welt so, wie er gelebt hat: widersprüchlich, eitel und auch ein bisschen größenwahnsinnig. Aber ehrlich, mit einer unverwechselbar eigenen Stimme – und mit Gedanken, über die nachzudenken sich lohnt.

Nach seiner Erkrankung bemerkt Schlingensief, so wie viele in dieser Situation vor ihm, dass er als Patient nun anders wahrgenommen wird – von Ärzten, von fast allen Menschen; und dass dies Auswirkungen auf sein eigenes Verhalten hat. Aufgrund seiner eigenen Erfahrung appelliert er an Kranke, sich zu wehren, wenn sie merken, dass sie als Mensch kaum noch vorkommen, und an alle anderen, sich besser um Kranke zu kümmern. Das Problem der Kommunikation zwischen Kranken und Gesunden, es ist im Grunde auch das Problem der Trauernden: „Sie wissen, dass im Kern niemand wissen will, wie es ihnen geht"[16], bemerkt Schlingensief. Er sieht daher eine wichtige Aufgabe darin, neue Wege zu finden, um Erfahrungen zu teilen, für wirklichen Austausch zu sorgen. Dies ist eines seiner Hauptanliegen, wie er bereits im Vorwort seines Buches schreibt, das er als eine Kampfschrift für die Autonomie des Kranken und gegen die Sprachlosigkeit des Sterbens bezeichnet. Ein anderes ist es, den Wert und die Bedeutung des Lebens selbst ins Bewusstsein zu rufen. Am liebsten, so Schlingensief, würde er „allen Menschen zurufen, wie toll es ist, auf der Erde zu sein"[17], und was einem da genommen werde, wenn man gehen muss. Eine Tatsache, die in ihrer ganzen Konsequenz auch ihm selbst erst sehr spät klar wurde, weil er die guten, wichtigen Momente oft nicht richtig habe genießen können, wie er zugibt, und ihm nicht wirklich klar gewesen sei, wie groß sein Glück war.

An der Grenze des Lebens gewinnt das Denken oft an Schärfe und bringt Gedanken hervor, aus denen andere Nutzen ziehen können. Ihm selbst habe es geholfen, seine Gedanken aufzuzeichnen, um das Schlimmste, was er je erlebt habe, zu verarbeiten, schreibt Schlingensief und ergänzt: „Vielleicht hilft es nun auch einigen, diese Aufzeichnungen zu lesen. Denn es geht hier nicht um ein besonderes Schicksal, sondern um eines unter Millionen."[18] Im August 2010, gut ein Jahr nach Erscheinen dieses Buches, ist Christoph Schlingensief im Alter von 49 Jahren gestorben.

36

Nicht nur Menschen, die eine geliebte Person verloren haben, trauern. Auch Sterbende trauern, denn sie müssen von ihrem Leben, von ihren Lieben, von sich selbst Abschied nehmen. In seinem Buch „Diktate über Sterben und Tod" (1984) versucht Peter Noll, an einer unheilbaren Krankheit leidend, in den letzten Monaten seines Daseins den Sinn des Lebens und des Todes zu ergründen.

Was ist der Tod? Für die einen die Heimkehr zu Gott, für andere das Ende allen Lebens, ein Schlussstrich ohne Hoffnung. Für viele das Unbegreifliche schlechthin, ein Ereignis, für das es keine Worte gibt. Der Tod ist unausweichlich, und trotzdem – oder gerade deshalb – wird der Gedanke an ihn verdrängt. Normalerweise funktioniert das ganz gut. Nicht aber, wenn eine unheilbare Krankheit das eigene Ende in greifbare Nähe rücken lässt. „Eigentlich sollte das Denken an den Tod für jedermann eine lebenslange Beschäftigung sein. Doch ist damit die menschliche Psyche überfordert. Wir müssen so leben, als wären wir unsterblich", schreibt Peter Noll: „Das Leben will und kann den Tod nicht kennen."[1]

Im Alter von 56 Jahren erfährt der Zürcher Strafrechtsprofessor, dass er an Krebs in fortgeschrittenem Stadium leidet. Noll entscheidet sich gegen eine Operation, gegen die Hinauszögerung des Todes. Aufgrund seines Krankheitsbildes räumt er sich wenig Chancen ein. Er sieht sich vor eine Wahl zwischen zwei Übeln gestellt: Das geringere erkennt er in einem individuellen Tod, möglichst wenig beeinträchtigt durch die Gesetze der medizinischen Maschinerie.

Was geht in einem Menschen vor, der weiß, dass er bald sterben wird? In seinen „Diktaten über Sterben und Tod" versuchte Peter Noll, diese Frage für sich selbst zu beantworten. Er stellt sich der Auseinandersetzung mit seinem nahenden Ende. Eine Auseinandersetzung, die privaten und öffentlichen Charakter zugleich hat. Zum einen, weil Noll für sich, seine Familie und seine Freunde festhalten will, was gewesen ist. Zum anderen, weil er –

wie es auch Christoph Schlingensief tat – hofft, dass seine Gedanken anderer Menschen in der gleichen Situation Sinn vermitteln und eine Hilfe sein können.

Peter Noll versucht weder, Worte des Trostes zu finden, noch bemüht er sich, die Gebrauchsanweisung für ein gutes Sterben zu entwerfen. In einer Situation, in der viele von der Macht ihrer Gefühle überwältigt werden, stützt er sich auf die Kraft seines Verstandes. Nüchtern beobachtet er, wie sich sein Verhältnis zur Welt verändert. „Das Gespräch zwischen einem, der weiß, dass seine Zeit abläuft, und einem, der noch eine unbestimmte Zeit vor sich hat, ist sehr schwierig", schreibt er: „Das Gespräch bricht nicht erst mit dem Tod ab, sondern schon vorher. Es fehlt ein sonst stillschweigend vorausgesetztes Grundelement der Gemeinsamkeit."[2]

Die Grenzen der menschlichen Kommunikation erfährt Noll schon zu Beginn seiner Krankheit. Ihn schmerzen die Heuchelei, die gequälten Gespräche im Krankenzimmer: „Der Weiterlebende ist froh, wenn er wieder draußen ist, und der Sterbende versucht einzuschlafen."[3] Leben und Tod als Spiel, Rituale bis zum Schluss: Eingeübte Verhaltensweisen, die oft eine wirkliche Begegnung verhindern. Der Mensch ist aufs Leben programmiert und weigert sich daher, sich wirklich mit dem Tod auseinanderzusetzen. Nur: Wer im Sterben liegt, kann dieses Spiel nicht mehr mitspielen.

Der Tod zwingt zu einer Rückschau und stellt alle Spielregeln des Lebens infrage. „Die Zwänge der vermeintlichen Bedürfnisse, die Karriere, die Statussymbole, die gesellschaftlichen Zwänge, sie werden mehr und mehr gleichgültig"[4], erkennt Noll. Er erinnert sich an den Psalm „Herr, lehre uns bedenken, dass wir sterben müssen, damit wir weise werden", und beobachtet an sich selbst einen Prozess der Ablösung, eine Konzentration auf das Wesentliche. Wenn die zur Verfügung stehende Zeit begrenzt ist, wird der Umgang mit ihr bewusster, auch der Umgang mit Menschen. Eine der wichtigsten Erkenntnisse, die Noll in dieser Zeit gewinnt, lautet: „Mehr diejenigen lieben, die dich lieben, weniger dich denjenigen widmen, die dich nicht lieben."[5]

Es ist aber nicht nur die Frage nach dem Sinn des Lebens, die Noll umtreibt, sondern auch die Frage nach dem Sinn des Todes. Die Vertröstungen der Kirche sind ihm keine Hilfe. Der Pfarrer verhalte sich genauso, wie es sein Publikum von ihm erwarte, er nenne Stellen aus der Bibel, an denen von Erlösung und ewigem Leben gesprochen wird, schreibt Noll: „Er spricht nicht von der Grausamkeit des Sterbens, nicht von der dunklen Unfassbarkeit des Todes."[6]

Die wirkliche Auseinandersetzung mit dem Unfassbaren vermisst er bei Gläubigen wie bei Nichtgläubigen. Atheisten, die behaupten, die Frage nach Gott und dem Jenseits stelle sich gar nicht, wirft er Unredlichkeit vor, denn er weiß: „Eine Frage, die nicht beantwortbar ist, bleibt dennoch gestellt."[7] Für Noll bleiben drei Fragen offen: die Frage nach dem Sinn, die Frage nach dem Tod, die Frage nach Gott. Noll bemüht sich um Erkenntnis, erkennt aber letztlich nur die Vergeblichkeit seines Bemühens: „Alle Versuche, über die Grenze zu schauen, mögen anregend sein. Doch muss man zugeben, dass man wirklich nichts sieht."[8]

In Büchern über Esoterik und angeblich neue Bewusstseinsdimensionen, die ihm eine gutmeinende Freundin überlässt, kann er nur unsinnige Spekulation erkennen, die sich als Denken ausgibt. Für Noll ist es aber die Auslöschung allen Denkens, er bewertet diese Theorien als „Beiträge zur Verdummung, die sich schließlich in einer kolossalen Idiotie zusammentun".[9] Auch in dieser Grenzsituation des Lebens greift Noll nicht nach wohlfeilem Trost wie nach einem Strohhalm. Statt sich selbst etwas vorzumachen, bleibt er lieber ungetröstet, beweist sich als unbestechlicher Geist. Ein Geist, der sich mit dieser Welt auseinandersetzt, bis er sich immer weiter von ihr entfernt. Am Ende seines Lebens, als sich die Zeit und das Selbst immer mehr aufzulösen beginnen, werden die Notizen spärlicher und brechen schließlich ganz ab. Peter Noll starb am 9. Oktober 1982, zehn Monate nach Beginn seiner Aufzeichnungen.

Die „Diktate über Sterben und Tod" schrieb Peter Noll in dem Bewusstsein, dass seine Stimme längst verstummt sein wird, wenn seine Worte die Leser erreichen. Es ist nicht das Buch eines Unbeteiligten, der sich nur theoretisch mit dem Sterben auseinandersetzt, aber auch kein Buch, das die persönliche Konfrontation mit dem nahenden Tod zu seinem alleinigen Thema macht. Nolls Anstrengung, beide Betrachtungsweisen zusammenzuführen, macht seinen Bericht so überzeugend. Ein Buch, dessen Selbsterforschung Respekt abverlangt, das aber auch als menschliches Dokument bewegt.

37

Die Feststellung, ein Mensch kämpfe gegen den Krebs – sie ist oft zu hören, und hat doch mit der Realität wenig zu tun. Wer überlebt, hat nach dieser Sprachlogik den Krebs besiegt und den Kampf gewonnen. Wer stirbt, hat den Kampf verloren. Der Krebs war dann stärker, oder sein Gegenüber hat einfach nicht genug gekämpft, soll man wohl denken. So einfach ist es aber nicht. Die Formulierung „Kampf gegen den Krebs" ist ein falsches Bild. Es verzerrt die Realität. Denn eines ist von Anbeginn an klar: Es ist ein Kampf mit ungleichen Mitteln. Viele Erkrankte haben überhaupt keine reelle Chance, diesen Kampf zu gewinnen. Denn der Krebs ist kein fairer Gegner. Er gleicht eher einem heimtückischen Mörder. Ähnlich muss es auch Maxie Wander empfunden haben. „An Krebs zu denken, ist, als wär' man in einem dunklen Zimmer mit einem Mörder eingesperrt", schreibt sie: „Man weiß nicht, wo und wie und ob er angreifen wird!"[1]

Maxie Wander erkrankte 1976 an Brustkrebs. Sie war damals 43 Jahre alt. Mit ihrem Mann, dem Schriftsteller Fred Wander, lebte sie in Kleinmachnow bei Berlin (DDR), arbeitete unter anderem als Journalistin und Drehbuchautorin. Sie hatte gerade ihr erstes Buch „Guten Morgen, du Schöne" fertiggestellt, das im Jahr darauf zu einem großen Erfolg wurde. Das Erscheinen ihres zweiten Buches sollte Maxie Wander nicht mehr erleben. Es wurde unter dem Titel „Leben wär' eine prima Alternative" aus Tagebucheinträgen und Briefen von ihrem Ehemann zusammengestellt. Das Buch beginnt mit einer Passage aus Wanders Tagebuch vom 9. September 1976 – dem Tag, an dem sie in der Frauenklinik der Berliner Charité aufgenommen wird – und endet mit einem Brief Wanders an Freunde vom 11. November 1977, geschrieben zehn Tage vor ihrem Tod.

„Leben wär' eine prima Alternative" (1979) ist eigentlich kein Buch über das Sterben, sondern ein Buch über das Leben im Schatten einer bedrohlichen Krankheit. Das Buch ist prall gefüllt mit Leben, mit Erzählungen über Freunde, Familie, Bücher und Musik, mit der Schilderung von Begegnungen und Ereignissen, die den damaligen Alltag in der DDR widerspiegeln. Zur Chronik eines Sterbens wird es erst in der Rückschau. Maxie Wander schreibt lebendig, oft sprudelnd vor Energie, den Blick in die Zukunft gerichtet und dem Leben zugewandt – zumindest, solange es ihr die Krankheit erlaubt. Aber sie hat auch keine Scheu, in den Abgrund zu blicken, als die Hoffnung immer mehr schwindet. „Was denkst Du, wie ich die Nächte mit Fragen hinkriege, wie ich verzweifle und keine Kraft mehr finde und eins nur klar zu sein scheint: So wie bisher will ich nicht weiterleben", schreibt sie in einem Brief: „Leben, ja, aber nicht um jeden Preis!"[2]

Wer aus der Welt der Gesunden herauskatapultiert wird und sich plötzlich im Reich der lebensbedrohlich Erkrankten wiederfindet, muss sich dort erst zurechtfinden. Ärzte sind dabei oft keine große Hilfe. Im Gegenteil. Ihr Umgang mit Erkrankten baut manchmal Mauern auf, macht die Verständigung schwierig. Der Mensch wird zum Patienten und nicht mehr als vollständige Persönlichkeit behandelt. Seine Krankheit überlagert alles andere. Der Mensch wird vom Subjekt zum Objekt, das Dinge erleidet und mit sich geschehen lassen muss. Die Ärztevisite in der Klinik empfindet Wander als beängstigend. „Sie schauen nur auf die Tabellen am Fußende. Und der Mensch interessiert sie nicht? Was ist das für eine Person, die hier liegt. Aber sie interessiert nur der Tumor."[3] Diese professionelle Distanz, der Mangel an Einfühlungsvermögen und die Unfähigkeit, den Erkrankten als ganzen Menschen wahrzunehmen, empfindet Wander schon zu Beginn ihrer Krankheit als irritierend und schmerzlich – eine Erfahrung, die sich noch oft wiederholen sollte.

Ein Jahr später, als sie nur noch wenige Wochen zu leben hatte, äußert Wander in einem Brief Verständnis für die Einstellung vieler Ärzte, die vielleicht diesen Abstand zum Patienten brauchen, weil sie sonst die Belastung auf Dauer nicht ertragen könnten. Dem Patienten aber, der dringend des Trostes bedarf, hilft diese Einsicht nicht. Ärzte und Schwestern müssten ein wenig mehr von der Psyche der Kranken verstehen, fordert Wander: „Sie können doch nicht Körperteile heilen, ohne an den ganzen Menschen zu denken, das ist doch absurd."[4] Wie viele in ähnlicher Situation, will Wander in ihrer Not einfach als Mensch wahrgenommen werden. Mit Schwererkrankten und Sterbenden zu sprechen, ist schwierig. Die Situation ist ungewohnt, macht Angst. Was kann man sagen?

Wichtig ist es, überhaupt etwas zu sagen, um die Kommunikation aufrecht zu erhalten. Denn die Gefahr, dass die Kommunikation abbricht, ist groß. Oft herrscht eine große Einsamkeit unter den Menschen. Der Mensch ist ein soziales Wesen, auf andere bezogen, und er hofft auf Beistand gerade in existenziell bedrohlichen und schmerzlichen Situationen. Immer wieder wird in Wanders Aufzeichnungen deutlich, wie wichtig Anteilnahme ist: jene, die sie anderen durch ihre Briefe zuteil werden lässt, aber vor allem auch die, die sie selbst erhält – und dringend braucht. „Dass Du ein paar Zeilen für meinen Krebs übrig hast, hat mir gutgetan", antwortet sie einer Freundin: „Ich weiß ja, wie schwer es allen wird, irgendwas zu sagen, aber ein bisschen Anteilnahme erwartet man halt doch, ist leider so, und nicht das allgemeine dumpfe Schweigen."[5]

In ihren Aufzeichnungen setzt sich Maxie Wander mit ihrer Krankheit, ihrem möglichen baldigen Abschied von dieser Welt auseinander. Sie erzählt auch von ihrer Trauer um ihre kleine Tochter Kitty, die 1968 bei einem Unfall ums Leben kam. „Man ist überempfindlich in dieser Zeit und oft ungerecht. Ich war es auch, nach Kittys Tod, habe es mir aber möglichst nicht anmerken lassen, habe die Leute in solche eingeteilt, die Kittys Tragödie mitfühlen konnten, und in solche, die sich gleichgültig zeigten. Das war damals meine Welt."[6] Der Tod rückt Wesentliches in den Mittelpunkt und stellt auch die Beziehungen zu anderen Menschen auf den Prüfstand. Mitgefühl und Anteilnahme erhoffte sich Wander in der Zeit der Trauer um ihre Tochter, und sie erwartete sie auch später, als sie selbst schwer erkrankte. Bleiben diese Zeichen menschlicher Nähe aus, werden die Beziehungen schwierig, was im Extremfall bis zum Abbruch des Kontakts führen kann. Die Trauer verändert die eigene Wahrnehmung. Sie verstört, verursacht tiefe Verletzungen und kann so das Urteil über andere ungerecht machen.

Die Trauer lähmt, raubt Lebenskraft und verändert den Blick auf die Welt oft radikal. Was hat noch Bedeutung, wenn das eigene Kind gestorben ist? „Es ist alles unwichtig geworden", notiert Wander nach dem Tod ihrer Tochter. „Auch die Arbeit für die Zeitung. Worüber soll ich schreiben?"[7] Wander entscheidet sich stattdessen dafür, in Briefen und ihrem Tagebuch von Kittys Sterben zu erzählen. Nicht nur, um ihre eigenen Gedanken und Gefühle zu ordnen, sondern auch, um das Wesen des Verlusts und dessen Auswirkungen auf das Leben zu ergründen: „Wie Menschen sich in bestimmten Situationen verhalten, erscheint mir wesentlich und vielleicht lehrreich."[8]

Wander berichtet von aufwühlenden Träumen, in denen sie ihrer Tochter begegnet, von ihrer nicht nachlassenden Sehnsucht und ihrem Unvermögen, zu verstehen, dass die Trennung von Kitty nicht nur vorübergehend, sondern endgültig ist. Mit ihrer eigenen Trauer konfrontiert, sieht sie sich vor eine Wahl gestellt. Sie fragt sich, ob sie sich dem Schmerz hingeben, mit dem Tod und der Einsamkeit anfreunden soll und gedanklich in der Vergangenheit und der Welt der Toten zuhause sein will – oder ob sie den Schmerz disziplinieren und gegen die Schwermut ankämpfen soll, um wieder lebensfähig zu werden, aufgeschlossen und an anderen Menschen interessiert. Letzteres erscheint ihr viel schwerer, aber erstrebenswert – vor allem das Ziel, so weiterzuleben, wie es sich ihre Tochter vielleicht vorgestellt hätte.

Dennoch findet Wander auf die Frage, ob sie sich mehr mit dem Weiterleben oder dem Nachdenken über den Tod beschäftigen soll, keine klare Antwort. Vier Jahre nach dem Tod ihrer

Tochter wirft sie sich vor, sie habe keine Kraft darauf verschwendet, diesen Tod wirklich zu begreifen: „Du begnügst dich mit dem konservierten Gefühl der Liebe, der Zärtlichkeit, der Sehnsucht nach dem geliebten Wesen, aber du steigst nicht hinunter in den Abgrund."[9] In den Abgrund steigen – was bedeutet das? Wander erinnert sich an den Dichter Cesare Pavese, der diesen Abgrund ausloten wollte und in ihn hinabgestiegen ist. Er hat sich das Leben genommen. Wander hat in diesen Abgrund hineingeblickt. Vier Jahre nach Kittys Unfall schreibt sie, dass ihr Tod für sie immer noch gegenwärtig sei, sogar noch mehr als jemals zuvor, und dass sie zum ersten Mal die Versuchung verspüre, „sich fallen zu lassen, nachzugeben, alle Mühen auszulöschen".[10]

Trotzdem ist sie sich sicher, dass sie niemals in die Gefahr kommen werde, ihrem Leben selbst ein Ende zu setzen. Denn die Einmaligkeit und Kostbarkeit des Lebens weiß sie trotz allen Leids zu schätzen. „Ich bekenne mich zu den Spannungen, die die Tatsache Leben und Tod mit sich bringt", schreibt sie. „Ich leide unter dem Wissen, sterben zu müssen, vor oder nach meinen Lieben – eines so schmerzlich wie das andere. Aber ich beziehe aus diesem Wissen auch die Süße des Lebens, woraus denn sonst?"[11]

Die Trauer wandelt sich. Neun Jahre nach Kittys Tod, und ein halbes Jahr vor ihrem eigenen, schreibt Wander, dass sie den Schmerz über den Tod ihrer Tochter noch spüre, doch sei er „ganz anders als früher, nicht mehr so nahe bei mir, seitdem ich weiß, dass für jeden von uns nicht mehr viel Zeit bleibt".[12] In den Aufzeichnungen und Briefen aus ihren letzten Lebensmonaten wird deutlich, wie sehr ihr ihre Krankheit zusetzt. Es sei nicht einfach, so reduziert weiterzuleben, bekennt sie. Sie sei ständig müde, könne kaum noch lesen oder sich konzentrieren; an Arbeit sei nicht zu denken. Obwohl sie ein geselliger Typ sei, möchte sie sich oft verkriechen und keinen Menschen sehen.

Die Krankheit ist wie ein böser Traum, der nicht aufhört. „Die Angst in den Morgenstunden, das Erwachen aus Träumen, Erkennen der Wirklichkeit, wer wird dieses Entsetzen jemals verstehen, der es nicht selbst erlebt hat."[13] Es ist schwer, in dieser Situation den Lebensmut zu bewahren – und nach außen hin Zuversicht zu verbreiten, die nicht mehr vorhanden ist. Ihrem Tagebuch vertraut Wander an, dass sie ihrem Mann Heiterkeit vorspielt, ihn also belügt, während ihre Augen nicht lügen können und er, die Situation erkennend, mit den Tränen kämpft. Obwohl ihr Zustand immer kritischer wird, will sie die Hoffnung aber nicht aufgeben. Am 12. Oktober 1977 schreibt sie: „Noch hoffe ich, dass ich wieder ganz gesund werde!"[14] Einen Monat später bemerkt sie, sie glaube manchmal nicht mehr daran. Zehn Tage später war sie tot.

Leben wär' eine prima Alternative: Maxie Wander hat gespürt, dass ihr Leben zu Ende geht, auch wenn sie es sich selbst lange nicht eingestehen wollte. Dafür war ihr Wille, weiter am Leben teilzunehmen, zu stark. Es steckte noch viel Leben in ihr. Aber die Krankheit, die sie selbst als „Mörder" bezeichnet hatte, brachte sie um. „Ein Leben ist nicht genug" lautet der Titel eines weiteren Bandes mit Tagebuchaufzeichnungen und Briefen, das ihr Mann Fred Wander im Jahr 1990 herausgab.

Maxie Wander erzählt vom Leben und vom Sterben, von der Trauer und vom Glück, das sie auch dann noch spüren kann, als die Trauer um ihre Tochter und das Leiden an ihrer eigenen Krankheit übermächtig werden. „Wir wissen nicht, was wir haben, erst wenn die Wände zittern und der Boden unter unseren Füßen wankt, wenn die Welt einzustürzen droht, ahnen wir, was Leben bedeutet"[15], schreibt sie nach ihrer Brustoperation an einen Freund. Das Glück ist ein Geschenk. Aber es ist vergänglich. Und es bleibt trotzdem ein Teil des eigenen Lebens.

„Leben wär' eine prima Alternative" ist kein Buch, das Maxie Wander selbst konzipiert hat. Eine Veröffentlichung der Texte hatte sie nicht einmal ins Auge gefasst. Es sind liebevolle, humorvolle Briefe und Tagebucheinträge, die Einblicke geben in ihr Fühlen und Denken, in denen sie ihr eigenes Dasein auf den Prüfstand stellt. Etwa in Fragen wie dieser: „Was hast du getan? Hast gelebt, als hättest du tausend Jahre Zeit. Wozu war dein Leben gut, und wie wird es weitergehen?"[16] Eine Frage, die jeden angeht, die sich jeder Mensch stellen sollte, bevor es zu spät ist.

Wander stellte sich viele Fragen – auch die nach dem Sinn, nach der Berechtigung ihres Schreibens. Sie zitiert in diesem Zusammenhang den amerikanischen Schriftsteller Arthur Miller: „Man hat das Recht zu schreiben, weil andere Menschen Berichte der inneren Welt brauchen und weil sie, wenn diese Berichte zu lange ausbleiben, durch ihr chaotisches Leben zum Wahnsinn getrieben werden."[17] Auch Trauernde brauchen diese Berichte aus der inneren Welt, brauchen die Erfahrungsberichte anderer Trauernder, um ihr eigenes Erleben besser einordnen und verstehen zu können, um an der Umwälzung ihres eigenen Lebens nicht zu zerbrechen.

38

Das Sterben macht Angst. Die meisten Menschen erleben die Zeitspanne, in der sie sich vom Leben verabschieden müssen, ganz bewusst. Wie halten sie diese Situation aus? Worin finden sie Halt? Welche Rolle spielt der Glaube? Sterben gläubige Menschen leichter? Eine Frage, auf die es viele Antworten gibt. Meist halten sie einer Überprüfung nicht stand. Vielmehr stellen sich ständig neue Fragen. Angst vor dem Sterben – was bedeutet das eigentlich? Ist es die Angst vor dem Vorgang des Sterbens, also vor möglichem Leiden? Oder ist es die Angst vor dem Tod, vor dem Ausgeliefertsein an das Unbekannte? Der Glaube an Gott, an ein Weiterleben nach dem Tod, kann in dieser Situation Halt geben. Viele glauben Umfragen zufolge aber gar nicht an ein Leben nach dem Tod. Und woran glauben die anderen? Manche glauben, die Toten kommen in den Himmel – an die Hölle glaubt kaum noch jemand. Manche glauben, die Toten sind und bleiben tot, bis zum Tag der Auferstehung. Andere glauben, die Toten werden sofort mit ihren bereits gestorbenen Familienangehörigen vereint. Wieder andere glauben, die Seelen der Toten gehen gestaltlos in das Licht Gottes ein. Wieder andere glauben wieder etwas anderes. Und manche haben nur eine vage Hoffnung, dass mit dem Tod nicht alles aus ist.

Christopher Hitchens glaubte gar nichts davon, und er hatte auch keine Hoffnung auf irgendeine Art von Weiterleben nach dem Tod – ausgenommen auf das Weiterleben durch seine Gedanken, Artikel und Bücher. Hitchens war bekennender Atheist und hatte sich durch seine scharfzüngigen Meinungsbeiträge in politischen und religiösen Debatten einen Namen gemacht. Der gebürtige Engländer siedelte 1981 in die USA über und arbeitete dort als Journalist und Buchautor. Durch seine Auftritte in TV-Talkshows wurde er auch einem größeren Publikum bekannt. Für Aufsehen sorgte unter anderem seine religionskritische Schrift „God Is Not Great" (Gott ist nicht groß), auf Deutsch erschienen unter dem Titel „Der Herr ist kein Hirte – Wie Religion die Welt vergiftet".

Während einer Lesereise im Juni 2010 erwacht Hitchens morgens im Hotel mit starken Schmerzen in der Brust. Es fällt ihm schwer, zu atmen. Es fühlte sich an, schreibt Hitchens, „als sei ich an meinen eigenen Leichnam festgekettet".[1] Wenig später stellen die Ärzte fest, dass der 61-Jährige an Speiseröhrenkrebs erkrankt ist. Es haben sich bereits Metastasen in Lunge und Lymphknoten gebildet. Die Aussichten sind denkbar schlecht. Hitchens setzt Hoffnungen auf die Möglichkeiten ärztlicher Kunst, glaubt aber nicht an Wunder. Nach einer kurzen Phase der Realitätsverleugnung – sein neues Buch hat gerade den Sprung auf die Bestsellerliste geschafft und er will wichtige Termine nicht absagen – stellt sich Hitchens der neuen Lebenssituation, die sein Sterben in greifbare Nähe rücken lässt, und setzt sich mit dem Unabänderlichen auseinander. Seine Aufzeichnungen über das Leben mit der Krankheit, die eineinhalb Jahre später seinem Leben ein Ende setzte, erschienen im Jahr 2012 unter dem Titel „Mortality" (Sterblichkeit), in Deutschland unter dem Titel „Endlich. Mein Sterben".

Die Diagnose bezeichnet Hitchens als „sanfte, nachdrückliche Deportation aus dem Land der Gesunden über die scharf markierte Grenze ins Territorium der Krankheit".[2] Viele stellen sich in dieser Situation die Frage: Warum ich? Hitchens hat sie sich wohl auch gestellt, doch er bemerkt lakonisch, dass sich das Weltall – von Gott spricht er nicht – nicht einmal die Mühe macht, darauf mit der Gegenfrage „Warum denn nicht?" zu antworten. Er wehrt sich gegen den Krebs, das Stadium des Feilschens beginnt: die Einwilligung in Chemotherapie und Bestrahlung, um Lebenszeit herauszuschinden. „Ich persönlich liebe die Metaphorik des Kampfes", bekennt Hitchens, doch scheint ihm diese Metaphorik in diesem Fall das Thema zu verfehlen. „Wenn Sie in einem Raum zusammen mit anderen Finalisten dasitzen und freundliche Leute bringen einen großen durchsichtigen Plastikbeutel voll Gift und schließen ihn mit einer Kanüle an Ihren Arm an", schreibt Hitchens, „dann ist das Bild des tapferen Soldaten oder Revolutionärs das Allerletzte, was Ihnen einfallen wird. Sie fühlen sich überwältigt von Passivität und Ohnmacht – Sie lösen sich in Machtlosigkeit auf wie ein Stück Würfelzucker im Wasser.“[3]

Die aggressiven Therapien der Schulmedizin hinterlassen Verwüstungen im Körper, setzen aber dem Krebs etwas entgegen. Die sanften Methoden der sogenannten Alternativmedizin sind für Hitchens, dem Vertrauen in Heilsversprechungen jedweder Art völlig abgeht, keine Option. Über Ratschläge, bestimmte „Chakren zu öffnen“, Testosteron-Supplemente zu sich zu nehmen oder die granulierte Essenz des Pfirsichkerns – ein Heilmittel „alter Zivilisationen“, das nach Ansicht überspannter Verschwörungstheoretiker von geldgierigen modernen Ärzten der Öffentlichkeit verheimlicht wird – kann Hitchens nur den Kopf schütteln. Gern befolgt er dagegen den Rat einer mit ihm befreundeten Frau vom Volk der Cheyenne-Arapaho, die Finger von Medizinen alter Indianerkulturen zu lassen – zumal sie ihm schrieb, dass alle ihr bekannten Personen, die zu den Stammesheilmitteln gegriffen hätten, kurz danach gestorben seien.

Die Kommunikation zwischen einem Todkranken und all den anderen, den Gesunden, wird zum Problem. Was soll der Kranke antworten auf die Frage, wie es ihm geht? „Niemand möchte etwas von den zahllosen kleinen Schrecklichkeiten und Demütigungen wissen, die zum Leben gehören, wenn der Körper einmal vom Freund zum Feind geworden ist“[4], schreibt Hitchens. In seinem Text über die Krankheit und das Sterben aber wird dies zwangsläufig immer wieder Thema. Hitchens berichtet vom Verlust seiner Stimme, die er wie die Amputation eines Teils seiner Persönlichkeit empfindet; oder von jenen Tagen, an denen er versucht, das Schlucken hinauszuzögern, weil jedes Mal, wenn er es tut, eine „diabolische Flut des Schmerzes“[5] durch seine Kehle fließt. Trotzdem sind Hitchens' Ausführungen frei von Selbstmitleid und sogar sehr humorvoll, da er oft seine eigene Situation aus dem Blickwinkel eines distanzierten Beobachters schildert. Etwa, wenn er beschreibt, wie er auf der Untersuchungsliege eines Krankenhauses von einem Insekt gestochen wird, was seine linke Hand kurzzeitig auf ihren doppelten Umfang anschwellen lässt: „Dies wäre selbst in meiner Zeit vor dem Krebs überflüssig gewesen", schreibt er, „doch für jemanden mit einem chemisch verpesteten Immunsystem war es eine wirkliche Irritation."[6]

Hitchens' Text ist trotz solcher Beobachtungen weit mehr als die Beschreibung eines Krankheitsverlaufs. Er handelt nicht nur vom Sterben, sondern auch vom Leben und den Themen, die ihn in all den Jahren beschäftigt haben: Literatur und Philosophie, menschliche Beziehungen – und die Zumutungen der Religion. Die Nachricht von Hitchens' Krebserkrankung wurde von vielen Menschen, die sich als gläubige Christen verstehen, mit Freude und Genugtuung aufgenommen. Einer von ihnen schrieb, die Krankheit sei „Gottes Rache" für das Lästern über Religion, und er prophezeite Hitchens, dass er eines qualvollen Todes sterben und dann ins „Höllenfeuer" geschickt werde.

Hitchens legt diese scheinheilige und dumme Argumentation mit wenigen Sätzen auseinander. Zunächst fragt er: „Wer unter den bloßen Primaten kann sich denn so verdammt sicher sein, dass er den Willen Gottes kennt?"[7] Er verweist darauf, dass Krankheiten unter Gläubigen und Ungläubigen, unter sogenannten Heiligen und Sündern gleichermaßen verbreitet sind, dass fromme Menschen jung und unter Schmerzen gestorben, viele kriminelle Psychopathen dagegen bis zu ihrem Ende munter geblieben sind. Und er stellt fest: „Wenn jemand darauf besteht, dass Gott passende Krebserkrankungen austeilt, muss er auch erläutern, weshalb so viele kleine Kinder Leukämie bekommen."[8]

Den „Kampf" gegen die Krankheit – auch Hitchens hält den Begriff „Kampf" in diesem Zusammenhang für das falsche Wort, so wie Maxie Wander, die den Krebs als „Mörder" bezeichnete – konnte er nicht gewinnen. Den Kampf gegen die Dummheit auch nicht, aber er hat ihn bis an sein Lebensende weitergeführt.

Hitchens starb so, wie er gelebt hat. Der Glaube, in dem viele Trost suchen und finden, blieb ihm auch im Angesicht des Todes fremd. Hitchens schrieb weiter, solange es ihm seine Kraft erlaubte. Er berichtete in seinen letzten Notizen, wie die Krankheit ihn auszehrt und von Tag zu Tag näher an den Tod heranschiebt. In der Religion fand Hitchens keinen Trost. Anderswo schon, wie er für die Nachwelt festhält: „Mein hauptsächlicher Trost in diesem Jahr des sterbenden Lebens war die Gegenwart meiner Freunde."9 Am 15. Dezember 2011 ist Christopher Hitchens gestorben.

39

Zwei Romane seien fertig, zwei weitere unvollendet und nur Romanruinen, notierte Wolfgang Herrndorf am 6. Dezember 2011 in seinem Blog. Knapp zwei Jahre waren zu diesem Zeitpunkt vergangen, seit Ärzte bei ihm einen Hirntumor diagnostiziert hatten. Der Schriftsteller und Maler stürzte sich nach der wenig Hoffnung lassenden Diagnose, die er im Alter von 44 Jahren erhielt, in die Arbeit, um begonnene Romanprojekte zum Abschluss zu bringen. Noch im Herbst 2010 erschien der Jugendroman „Tschick", der schnell zum Bestseller wurde. Ein Jahr später, im Herbst 2011, veröffentlichte Herrndorf den Agentenroman „Sand", der im Jahr darauf den Preis der Leipziger Buchmesse erhielt. Eine der Romanruinen, die liegenblieb, weil Herrndorfs Kräfte nachließen, handelt von der 14-jährigen Isa, die schon in „Tschick" als Nebenfigur auftaucht. In der letzten Woche seines Lebens willigte Herrndorf in die Veröffentlichung des unvollendeten Romans ein. Den Titel des Buches legte er noch selbst fest: „Bilder deiner großen Liebe" (2014).

Das Buch ist eine Art Fortsetzung des „Tschick"-Romans aus der Perspektive von Isa, die – wie die jugendlichen Hauptfiguren in „Tschick" – durch Deutschland vagabundiert. Und es ist eine Auseinandersetzung mit dem Tod. Es enthält Sätze, die Herrndorfs eigene Gedanken und Empfindungen während des Kampfes gegen die todbringende Krankheit aufzugreifen scheinen: „Ich stelle mir vor, jemand sieht mich von oben, aber niemand sieht mich. Dabei liege ich so malerisch. Das glaube ich, und ich fühle mich so wohl und so tot und wie ein aufgestauter Fluss, über den in der Nacht immer wieder einmal der Wind geht."[1] Oder: „Der Abgrund zerrt an mir. Aber ich bin stärker."[2] Sätze wie diese.

„Bilder deiner großen Liebe" ist das zweite posthum erschienene Buch Herrndorfs. Das erste, seine eigentliche Auseinandersetzung mit Krankheit, Sterben und Tod, heißt „Arbeit und Struktur" (2013) und basiert auf dem digitalen Tagebuch, das Herrndorf im März 2010 zu schreiben begann, nachdem er erfahren hatte, dass er an einem Hirntumor leidet. Ab September 2010 war es für alle zugänglich im Netz zu lesen – fast drei Jahre lang, bis zu Herrndorfs Tod im August 2013. Die Einträge sind manchmal mehrere Seiten lang, oft sind es nur wenige Zeilen. Es sind Notizen und Beobachtungen, die typisch für ein Tagebuch sind, aber immer vor dem Hintergrund des drohenden Todes geschrieben, der sich mal langsam, mal mit Riesenschritten zu nähern scheint. Gedanken über das, was war, über das, was ist, und über das, was bleiben wird. Und es ist, im Rückblick betrachtet, die Chronologie von Herrndorfs Sterben.

„Du wirst sterben", notiert er im März 2010. „Ja, aber noch nicht", geht der innere Dialog weiter. „Ja, aber dann. – Interessiert mich nicht. – Aber, aber. – Der Komödienstadel führt sein tägliches Stück zum Weckerklingeln auf, fünf Sekunden später beendet der Intendant die Vorstellung."[3] Herrndorf macht sich Hoffnungen – auf eine Verlängerung der verbleibenden Lebenszeit, kurzfristig sogar auf eine komplette Remission des Tumors. „Mit der Diagnose leben geht, Leben ohne Hoffnung geht nicht"[4], schreibt er am 6. 1. 2011. Aber letztlich macht er sich keine großen Illusionen. Er weiß, dass er sterben wird. Die Frage ist nur, wie lange sich das Ende hinauszögern lässt. Ein Glioblastom bilde keine großen Metastasen, schreibt er, es „wächst nur sehr schnell, lässt sich nicht endgültig bekämpfen und ist zu hundert Prozent tödlich."[5]

In einer Rückblende berichtet Herrndorf von den ersten Symptomen der Krankheit, die sein ganzes Leben auseinanderlegt: starke Kopfschmerzen, motorische Störungen. Im Krankenhaus wird eine Computertomografie gemacht. Der Arzt spricht von einer „Raumforderung" im Gehirn. Herrndorf wird operiert, macht eine Chemotherapie. Er beschäftigt sich mit Überlebensstatistiken: Wikipedia gibt noch 17,1 Monate ab Diagnose. Im schlimmsten Fall kann es auch schneller gehen. Er fragt sich, ob man noch wirklich leben könnte, wenn man genau wüsste, dass man noch drei Monate oder nur noch einen Monat Zeit hätte. Herrndorf will leben, und er will die ihm verbleibende Zeit nutzen.

Überlebensstatistiken sind immer nur ein grober Richtwert. Sie können entmutigen, aber auch dabei helfen, die eigene Situation realistisch einzuschätzen. Am 19. 2. 2013, drei Jahre nach der Diagnose seiner unheilbaren Krankheit, bilanziert Herrndorf nüchtern, dass 84 Prozent derer, die Bestrahlung und Chemo hatten, nach drei Jahren trotzdem tot waren.

Arbeit und Struktur. Und Selbstbestimmung. Für Herrndorf werden diese Schlüsselbegriffe entscheidend. Er will weiter schreiben, um Angefangenes zu Ende zu bringen – vor allem aber, um seinem Leben in diesem Wartezimmer des Todes, aus dem es kein Entrinnen gibt, eine Struktur zu geben, ein Fundament, das trägt. Denn einen Glauben, der ihn tragen könnte, hat Herrndorf nicht. „Gib mir ein Jahr, Herrgott, an den ich nicht glaube, und ich werde fertig mit allem. (geweint)"[6], schreibt er zu Beginn seiner Krankheit.

Mit Spekulationen über ein Leben nach dem Tod kann er nichts anfangen. Zu einer TV-Sendung über Nahtod-Erfahrungen meint er: „Ich weiß selbst, dass ich mich mit positivem Denken, mit Sport und Lächeln und Arbeiten über das Bodenlose hinwegtäusche, aber wenn ich auf den letzten Metern noch derart infantil werden sollte, zu vergessen, dass es sich um Selbsttäuschung handelt, erschieße man mich bitte."[7] Arbeit und Struktur ist das, was Herrndorf braucht. Er zählt Titel von Büchern auf, die andere in Grenzsituationen des Lebens geschrieben haben. „Einladung in den Himmel" zum Beispiel, oder Christoph Schlingensiefs „So schön wie hier kann's im Himmel gar nicht sein". Ans Ende der Liste dieser oft sehr blumigen Titel setzt er sein nüchternes „Arbeit und Struktur". Ein sperriger Titel, der aber genau benennt, was Herrndorf Halt gibt.

Die Frage der Selbstbestimmung. Herrndorf will, wenn ihm schon sein Leben entgleitet, zumindest einen Rest von Kontrolle behalten über das „Gemüse, das einmal meinen Namen trug"[8], wie er schreibt. Er sucht eine „Exit-Strategie" und ist sich, nach Abwägung verschiedener Möglichkeiten, bald sicher, dass es nur eine Waffe sein könne. Er wollte nicht sterben, aber die Gewissheit, es selbst in der Hand zu haben, sei von Anfang an notwendiger Bestandteil seiner Psychohygiene gewesen, schreibt er am 30. 4. 2010. „Ich muss wissen, dass ich Herr im eigenen Haus bin."[9] Gut vier Monate später notiert er: „Ich habe mich damit abgefunden, dass ich mich erschieße. Ich könnte mich nicht damit abfinden, vom Tumor zerlegt zu werden, aber ich kann mich damit abfinden, mich zu erschießen."[10]

Konfrontiert mit dem eigenen Ende, denkt Herrndorf über den Tod anderer nach. Über den Suizid von Gunther Sachs, oder den plötzlichen Tod von Amy Winehouse. Er wundert sich über Robert Gernhardts Arbeitseinstellung zuletzt, vor allem darüber, dass dieser vor seinem Tod in der Erwartung seines literarischen Nachruhms offenbar Trost fand. Ein Gedanke, der Herrndorf fernliegt: „Ich arbeite nur, um zu arbeiten."[11] Er geht über den Dorotheenstädtischen Friedhof in Berlin, besucht die Gräber von Bertolt Brecht und anderen, sinniert über den eigenen Grabspruch: „Was ich vermutlich gut fände: Starb in Erfüllung seiner Pflicht."[12] Arbeit und Struktur.

Schreiben, Lesen, Treffen mit Freunden und Freundinnen, Sport, vor allem Fußballspielen oder Baden am frühen Morgen im Berliner Plötzensee – all dies lässt Herrndorf spüren, dass er noch lebt. Vielleicht sogar mehr als jemals zuvor. Auf das erste Jahr seit der Diagnose zurückblickend, wundert er sich, dass er sich kaum unglücklicher fühlt als davor. Insgesamt vielleicht sogar ein bisschen glücklicher, „weil ich so lebe, wie ich immer hätte leben sollen. Und es nie getan habe, außer vielleicht als Kind."[13] Dennoch ist er, vor allem im weiteren Verlauf der Krankheit, extremen Stimmungsschwankungen unterworfen. „Ein Irrsinn jeder Tag. Gleichgültigkeit, Manie, Angst, Freude, Arbeit, Begeisterung wechseln im Minutentakt"[14], notiert er einmal. Die zeitweilige Gewissheit, die Sache in den Griff zu bekommen, erkennt er als Selbsttäuschung, als Selbstüberredung zum Leben. Der Tod stellt alle vermeintlichen Gewissheiten infrage. Herrndorf spricht von der eigenen Bedeutungslosigkeit im Angesicht der Unendlichkeit, denkt über die in seinen Augen unbegreifliche Nichtigkeit der menschlichen Existenz nach: „In einem Moment belebte Materie, im nächsten dasselbe, nur ohne Adjektiv.“[15]

Von keinem Glauben getröstet und von der Hoffnung oft verlassen, findet Herrndorf starke Bilder für die menschliche Ohnmacht und Sätze von ungeheurer Wucht, die er der Konfrontation mit dem Unabänderlichen und der Ausweglosigkeit des Todes entgegensetzt: „Der Versuch, sich selbst zu verwalten, sich fortzuschreiben, der Kampf gegen die Zeit, der Kampf gegen den Tod, der sinnlose Kampf gegen die Sinnlosigkeit eines idiotischen, bewusstlosen Kosmos, und mit einem Faustkeil in der erhobenen Hand steht man da auf der Spitze des Berges, um dem herabstürzenden Asteroiden noch mal richtig die Meinung zu sagen.“[16] Sätze wie diese.

Die Frage nach dem Warum. Menschen haben gelernt, in den Kategorien von Ursache und Wirkung zu denken. Wenn sie – zumal in jungen Jahren – ohne Hoffnung auf Heilung erkranken, dem eigenen Tod entgegensehen und das Gefühl, vom Leben ungerecht behandelt zu werden, übermächtig wird, taucht sie oft auf, die Frage: Warum ich? Herrndorf stellt sich diese Frage nicht, da er nicht nach einer göttlichen Gerechtigkeit forscht, sondern das Prinzip des Zufalls am Werke sieht: „Warum ich?“, schreibt er, um die Frage gleich selbst zu beantworten: „Warum denn nicht ich? Willkommen in der biochemischen Lotterie.“[17] Das ist sehr lakonisch ausgedrückt. Aber so ist das Leben.

Die Frage der Lebensbilanz. Herrndorf sieht in seinem über weite Strecken sehr humorvollen Tagebuch auch Vorteile im Sterben. Er müsse zum Beispiel nie wieder eine Steuererklärung machen, nie wieder zum Zahnarzt gehen und vor allem nicht irgendwann seine Eltern zu Grabe tragen. Das Nachdenken über Versäumtes, wie darüber, kein Musikinstrument gelernt, auf keiner Bergspitze gestanden zu haben, oder nie in Amerika gewesen zu sein. Er sei fast immer allein gewesen, bilanziert Herrndorf, und trotz seiner Krankheit stellt er fest: „Die letzten drei Jahre waren die besten."[18]

Die Frage der Selbstbestimmung überschneidet sich am Ende des Lebens, wenn die Krankheit das eigene Dasein radikal verändert, mit der Frage der Wahrnehmung durch andere: Wer war ich? Wer bin ich jetzt? Will ich der sein? Und für wie lange? Herrndorf kommt es so vor, als ob andere ihn nur noch als Schatten wahrnehmen, als etwas, mit dem nicht mehr zu rechnen ist.

Es ist ein langsames Weggleiten. Was einst ganz selbstverständlich war, funktioniert plötzlich nicht mehr. „Seit vielen Tagen keine Sprache mehr, Arbeit am Text reiner Unsinn, Worte, Fehler, Suche, Hilfe, Trauer, Sprache mündlich gar nicht"[19], notiert er am 31. 5. 2013. Herrndorf registriert, dass er sich als Folge seines Hirntumors nicht mehr sinnvoll unterhalten kann; dass seine Gesprächspartner versuchen müssen, seine Sätze zu erraten; dass ihm beim Schreiben die passenden Wörter fehlen. Eine Situation, die für einen wie ihn, der „Herr im eigenen Haus" sein will, unerträglich wird. „Ich bin nicht der Mann, der ich einmal war", schreibt Herrndorf. „Meine Freunde reden mit einem Zombie, es kränkt mich, ich bin traurig, ich will weg. Ich will niemanden mehr sehen."[20]

In den letzten Wochen, im August 2013, werden die Einträge immer kürzer. Er könne nichts schreiben und nichts lesen, notiert Herrndorf am 4. August 2013. Oft stehen nur wenige Sätze da, manchmal nur ein einziges Wort. Am 26. August 2013 nimmt sich Wolfgang Herrndorf in Berlin das Leben. Hinterlassen hat er neben Erzählungen, Romanen und außergewöhnlichen, an den alten Meistern geschulten komischen Gemälden vor allem dieses Buch mit dem Titel „Arbeit und Struktur", in dem er sich schonungslos mit dem eigenen Leben und Sterben auseinandersetzt und die Frage der Selbstbestimmung am Ende des Lebens auf seine Weise beantwortet.

40

Der Tod nimmt keine Rücksicht auf das Alter, er bedrängt auch Kinder und Jugendliche sowie Menschen in der Blütezeit ihres Lebens. Die britische Journalistin Ruth Picardie starb 1997 an Krebs. Die Auseinandersetzung mit ihrer Krankheit und ihrem Sterben war ihr letztes Thema.

Picardie ist 32 Jahre alt, beruflich erfolgreich, verheiratet und gerade erst Mutter von Zwillingen geworden, als bei ihr Krebs festgestellt wird. Die Journalistin, die über die bunten Seiten des Lebens berichtet, wird plötzlich mit der Möglichkeit des eigenen Sterbens konfrontiert. Picardie schiebt Gedanken an den Tod zunächst weit von sich, muss sich aber schließlich mit der neuen Situation auseinandersetzen. Denn trotz Behandlung breitet sich die Krankheit weiter in ihr aus.

Picardie erkundigt sich über Therapiemöglichkeiten und beginnt, sich gegen den Krebs zu wehren. Im lockeren Tonfall der Kolumnistin schreibt sie: „Wenn die Krankenhaus-Glatzköpfe dir trocken mitgeteilt haben, dass der Nutzen der Behandlung nur in einer Überlebenschance von 50:50 besteht, dann möchtest du die Quote verbessern, egal wie."[1]

In dem Wissen darum, dass ihr Fall kein Einzelfall ist, nutzte die britische Journalistin das Forum, das die Tageszeitung ihr bot, um andere Menschen an ihren Erfahrungen, Ängsten und Hoffnungen teilhaben zu lassen. Unter dem Titel „Before I Say Goodbye" (Bevor ich mich verabschiede) schrieb sie für die britische Zeitung „Observer" eine Kolumne über ihr Leben mit der Krankheit. Um private E-Mails ergänzt, haben ihr Mann Matt Seaton und ihre Schwester Justine Picardie diese Texte zu einem Buch zusammengestellt, das 1999 unter dem Titel „Es wird mir fehlen, das Leben" in deutscher Übersetzung erschien. Ruth Picardie starb an ihrer Krankheit. Aber sie hat ein schriftliches Vermächtnis hinterlassen, das voller Leben steckt.

Picardies Aufzeichnungen laufen der allgemeinen Erwartungshaltung zuwider: Sie sind frei von Selbstmitleid, frech und voller Humor. Sie suchen die Distanz zum Geschehen. Als Picardie eine Selbsthilfegruppe für Frauen mit fortgeschrittenem Brustkrebs aufsucht, erwartet sie einen Haufen trauriger alter Tanten, die Tee trinken. Stattdessen begegnet sie, wie sie schreibt, einem „Haufen trauriger junger Tanten, die Tee trinken"[2]. Nicht nur sie selbst wird vom Leben ungerecht behandelt. Anderen geht es genauso. Und aus ihrem persönlichen Schicksal heraus wächst das Verständnis für andere, für das Grundproblem menschlichen Leids.

Fünf längere Kolumnen konnte Picardie für den „Observer" noch schreiben, bevor die Krankheit ihr die Kraft nahm. In einem dieser Texte nimmt sie selbst ernannte „Heiler" aufs Korn, die mit den Ängsten unheilbar Kranker Geschäfte machen. Sie berichtet von Behandlungsprogrammen mit chinesischen Kräutern und Akupunktur, von Sitzungen bei bärtigen Gesundbetern mit intergalaktischer Orgelmusik im Hintergrund und anderem Irrsinn mehr. Picardie hatte auf Anraten von Freunden auch Alternativ-Therapien ausprobiert, nachdem ihr die Schulmedizin keine

Hoffnung mehr machen konnte. Das Ergebnis war ernüchternd: „Drei Monate bei Dr. Scharlatan, und die Krankheit hat sich in meinen Knochen ausgebreitet. (...) Sechs Monate Kräutertee, und in Lunge und Leber hatten sich Tumore entwickelt. Drei Monate New-Age-Gedöns, und ich stand da mit einem Hirntumor."[3]

Es ist eine Stimme, die sich aus dem Abgrund, der sie zu verschlingen droht, zu Wort meldet. Ein Mensch, der sich trotz seiner aussichtslosen Situation – oder gerade deshalb – noch einmal Gehör verschafft, um zu zeigen, dass er noch zählt, dass Leben bis zum Ende Leben ist. Picardie gelingt es, Menschen für ihr Schicksal und das vieler anderer zu sensibilisieren und sie trotz des so ernsten Themas manchmal zum Lachen zu bringen. Ihre Texte zeugen von Humor, der ja oft auf Verzweiflung, auf der Einsicht in das Unabänderliche gründet.

Ruth Picardie hat dem Abschied vom Leben, der so schweren Loslösung von Dingen und Personen, Worte gegeben. „Ich habe, wenn ich so zurückschaue, nicht viel verpasst und nicht viel zu bereuen", schreibt sie: „Die Zukunft wird auch ganz gut ohne mich auskommen und das Leben weitergehen wie immer. Nur wird es mir so fehlen."[4] Ihre letzte Kolumne erschien am 24. August 1997. Ruth Picardie starb wenige Wochen später. Ihre letzten Texte waren zwei Briefe an ihre Kinder Joe und Lola, die beide noch zu klein waren, um ihre Mutter wirklich kennenzulernen, bevor sie starb. Briefe, in denen sie den beiden Zweijährigen versichert, dass ihr nichts schwerer falle, als sie loszulassen, und dass sie sie immer liebhaben werde, auch wenn sie körperlich nicht mehr bei ihnen sein könne.

Picardie verstand es, die Kommunikation aufrecht zu erhalten, in einer Situation, in der die Kommunikation meist zusammenbricht. Ihre Botschaft wurde verstanden. Auf ihre Artikel erhielt sie Hunderte von E-Mails und Leserbriefen – Botschaften von ebenfalls Betroffenen oder von Menschen, die ihr Mut machen, sie trösten wollten. Einige dieser Briefe sind in dem Buch abgedruckt. Eine Leserin versichert Picardie, dass sie niemals vergessen wird: „Sie haben eine Zukunft, auch wenn sie nicht so aussieht, wie Sie sie sich gewünscht haben. Jeder, der Sie jetzt liebt, wird Sie auch weiterhin lieben. Jeder, dessen Leben Sie berührt haben, wird empfinden, dass es ärmer geworden ist, wenn es Sie nicht mehr gibt.“[5]

Der Tod eines geliebten Menschen zieht auch den Verlust gemeinsamer Erinnerungen nach sich – und für viele die Aufgabe, sie zu bewahren. „Du bist das Tagebuch, das ich nie geführt habe“[6], schreibt Picardies beste Freundin in einem Brief. In seinem Nachwort erzählt Picardies Ehemann Matt Seaton von den letzten Tagen seiner Frau, ihrer Loslösung von dieser Welt und seinem Nachdenken über ein Leben nach dem Tod. „Zwar erscheint mir dieser Gedanke noch immer wie eine großartige Fiktion“, schreibt er, „aber ohne ihn ist es so schwer vorstellbar, wo all die Dynamik, all der Elan, die Energie und die Tatkraft geblieben sein mögen, die Ruth ausmachten.“[7]

Picardies Buch ist ein sehr lebendiger Abschied vom Leben, ein Dokument menschlicher Gemeinschaft. Es vereint das Vermächtnis einer Sterbenden und die Liebesbeweise derer, die sie zurücklässt. Es ist das Zeugnis des höchsten Guts, das menschliches Streben erreichen kann: einer Verbindung, die sich nicht an den Grenzen des Lebens, sondern an eben dieser Verbindung orientiert. Ruth Picardie selbst wollte während ihrer todbringenden Krankheit nicht als Patientin, sondern weiter als Mensch wahrgenommen werden. Ihre Artikel, die Reaktionen ihrer Leser und die Aufzeichnungen ihrer Angehörigen und Freunde machen deutlich, dass das „Menschsein“ niemals aufhört – nicht während der Krankheit und auch nicht nach dem Tod.

Epilog

Der Tod ist ein Naturgesetz, und doch bleibt er ein Rätsel für alle, die über ihn nachdenken. Er bleibt das Unbegreifliche schlechthin. Der Tod wirft viele Fragen auf: Gibt es ein Wiedersehen mit geliebten Menschen, die gestorben sind? Gibt es ein Weiterleben nach dem Tod, wie auch immer dies aussehen mag? Oder sind solche Vorstellungen nur ein Narkotikum für die Seele, das die harte Tatsache des Todes abmildern, das Unerträgliche erträglich machen soll? Und wenn der Tod schon ein Naturgesetz ist, weil jeder Mensch sterben muss: Warum sterben so viele junge Menschen? Ist dies Schicksal, ein zufälliges Geschehen ohne jede Bedeutung, ohne tieferen Sinn? Oder hat Gott seine Hand im Spiel? Und wenn ja: Gibt es eine göttliche Gerechtigkeit?

Im Roman „Alexis Sorbas" (1946) des griechischen Schriftstellers Nikos Kazantzakis wird diese Suche nach einer Erklärung für das Unbegreifliche und oft auch als ungerecht Empfundene ebenfalls zum Thema. „Warum sterben die kleinen Kinder?", lässt Kazantzakis seine Figur Alexis Sorbas fragen. „Ich hatte ein Söhnchen, meinen kleinen Dimitris. Er starb mit drei Jahren. Und niemals, hörst du, niemals kann ich das Gott verzeihen."[1]

In seinem auf eigenen Erlebnissen basierenden Roman erzählt Kazantzakis von der Begegnung eines Schriftstellers mit dem einfachen Menschen Alexis Sorbas, der ihn lehrte, das Leben zu lieben und den Tod nicht zu fürchten. Auf die Frage nach der Bedeutung des Todes, nach der Gerechtigkeit Gottes und dem Sinn des Ganzen hat aber auch Sorbas keine Antwort. Weil es keine gibt. Sorbas fragt den Schriftsteller und Gelehrten, warum die Jungen sterben, warum überhaupt jeder sterben muss – und dieser antwortet, er wisse es nicht. „Wozu liest du eigentlich diese staubigen

Schmöker? Zu welchem Zweck? Wenn sie dir das nicht sagen, was sagen sie überhaupt?", fragt Sorbas weiter. Die Antwort: „Sie erzählen von der Ratlosigkeit des Menschen, der auf das, wonach du fragst, nicht antworten kann."[2]

Das heißt: Es geht nicht um Antworten. Es geht um die Erfahrung von Gemeinsamkeit, die dabei helfen kann, schmerzliche Brüche im eigenen Leben zu ertragen. Wir lesen, um zu wissen, dass wir nicht allein sind: Diesen sehr treffenden Satz hat der Autor William Nicholson in seinem Drehbuch für den Film „Shadowlands" dem Schriftsteller C. S. Lewis in den Mund gelegt. Sich mit dem Leid anderer auseinanderzusetzen, macht die Trauer nicht größer. Es hilft eher, das eigene Leid zu tragen, es aus einem anderen Blickwinkel zu betrachten, es einordnen, anders bewerten und vielleicht sogar akzeptieren zu können. Das eigene Erleben nicht als ein isoliertes Geschehen zu betrachten, sondern in einen größeren Zusammenhang zu stellen, zu erfahren, dass auch andere die Trauer durchlebt und überlebt haben, kann in den dunkelsten Momenten für Lichtblicke sorgen. „Wer Trauer selber erlebt, kann heilend zum Herzen Trauernder sprechen"[3], hat Karl Guido Rey erkannt. Wir lesen, um zu wissen, dass wir nicht allein sind.

Wenn ein geliebter Mensch sterbe, sei es immer die gleiche Geschichte – aber sie werde jedes Mal anders erzählt, schreibt Connie Palmen. Die hier vorgestellten Texte öffnen Blicke in den Abgrund. Sie beschönigen nichts. Sie sind gefühlsbetont wie zum Beispiel Isabel Allendes „Paula" oder Anne Philipes „Nur einen Seufzer lang", oder nüchtern analysierend wie C. S. Lewis' „Über die Trauer" oder Joan Didions „Das Jahr magischen Denkens". Sie zeigen, auf wie dramatische Weise die Trauer das Leben verändert, und wie es trotzdem möglich ist, mit der Trauer zu leben.

Der Glaube spielt in vielen dieser Bücher eine wichtige Rolle. Aber auch der Zweifel. Manchmal ist zu hören, der Glaube sei der einzige Trost. Er sei das Einzige, was Menschen in der Zeit der Trauer helfen und Hoffnung geben könne. Diese Behauptung ist vielleicht gut gemeint, aber anmaßend – und sie ist falsch. Der Glaube kann vielen helfen. Aber er kann nicht allen helfen. Vor allem ist er nicht das Einzige, was helfen kann. Trauernde brauchen Menschen, die sie im Leid nicht allein lassen, Menschen, denen sie sich mitteilen können. Trauernde haben viele Fragen. Sie erwarten nicht ernsthaft Antworten auf diese Fragen. Aber sie hoffen auf Menschen, die bereit sind, mit ihnen diese Fragen auszuhalten. Nicht mehr, aber auch nicht weniger.

Zu den besten Ratgebern für Trauernde zählen oft gerade jene, die selbst den Weg durch die Trauer gegangen sind und andere an ihren Erfahrungen teilhaben lassen. Hieraus kann Trost erwachsen, weil nur so glaubhaft zu erfahren ist, dass dieser Weg ein Ende hat. Wir lernen, indem wir miteinander sprechen. Wir lernen auch durch Erfahrungen anderer, von denen wir in Büchern lesen. Besonders eines können wir voneinander lernen: Trauer ist kein Zustand, der immer gleich bleibt. Trauer ist ein Weg, der sich ständig verändert. Manche bewegen sich schnell auf ihm, andere gehen Umwege, um vorwärts zu kommen. Aber alle befinden sich auf einem Weg, der sie weiterführt – auch wenn sie oft nicht wissen, wohin. Für Trauernde ist es aber gerade wichtig, zu wissen, dass sie sich auf einem Weg befinden – und nicht am Ende des Weges, wie sie in ihrer Not vielleicht glauben.

Die Trauer löst viele schmerzliche Erfahrungen aus, sie vermittelt aber auch eine tröstliche Erkenntnis – nämlich die, dass eine Verbindung zwischen Lebenden und Toten bestehen bleibt. „Da ist ein Land der Lebenden und ein Land der Toten, und die Brücke zwischen ihnen ist die Liebe, das einzig Bleibende, der einzige Sinn"[4], schreibt Thornton Wilder am Ende seines Romans „Die Brücke von San Luis Rey". Es ist eine fiktive Erzählung, die aber eine Erfahrung widerspiegelt, die viele Menschen gemacht haben und die auch in den hier vorgestellten Texten immer wieder durchscheint.

Ihre Tochter sei von ihr gegangen, aber in Wirklichkeit sei ihr das Wesentliche geblieben: die Liebe, schreibt Isabel Allende in ihrem Buch „Paula". In seinem Buch „Tonio" über den Tod seines Sohnes bekennt A. F. Th. van der Hejiden: „Ich glaube fest daran, dass die Toten nicht einfach weg sind. Sie lassen eine bestimmte Energie für uns zurück."[5] Und John Gunther, um nur noch ein Beispiel zu nennen, berichtet in seinem Buch „Tod, sei nicht stolz" über seinen toten Sohn Johnny, dass er für alle, die ihn kannten, noch immer in gewisser Weise lebendig sei, weil „der Einfluss einer besonderen Persönlichkeit weiterwirkt auch dann, wenn die irdischen Verbindungen längst durchschnitten sind. Johnny gibt ständig etwas von dem, was er war, weiter."[6]

So ist das, und so erleben es sehr viele Menschen nach dem Tod einer geliebten Person. Gemeinschaft und Nähe, die Menschen im Leben geschaffen haben, werden durch den Tod nicht aufgehoben. Die Toten sind tot, aber sie sind auf andere Weise lebendiger als manche, die leben. Menschen, die wir lieben und die uns geliebt haben, die Teil unseres Lebens gewesen sind, sind dies auch dann noch, wenn sie tot sind. Sie bleiben ein Teil unseres Lebens, solange wir selbst hier sind. Dies zu erkennen und, mehr noch: zu erfahren, kann sehr dabei helfen, mit der Trauer zu leben. Es ist vielleicht die größte Hilfe überhaupt.

Textnachweise

1 Gilgamesch-Epos, Orpheus-Mythos, Seneca und Augustinus

1) Das Gilgamesch-Epos. Der älteste überlieferte Mythos der Geschichte. In der Übersetzung von Hermann Ranke, Matrix Verlag, Wiesbaden 2006, S. 68. Das Epos in babylonischer Sprache wurde in Keilschrift auf zwölf Tontafeln aufgezeichnet und liegt in verschiedenen Editionen vor.

2) Friedrich Kienecker: Der Tod in der Dichtung des zwanzigsten Jahrhunderts, in: Grenzerfahrung Tod, herausgegeben von Ansgar Paus, Suhrkamp Verlag, Frankfurt am Main 1980, S. 143

3) Lucius Annaeus Seneca (der Jüngere): Trostschrift an Marcia, zitiert nach: Seneca. Vom glückseligen Leben, herausgegeben von Heinrich Schmidt, Alfred Kröner Verlag, Leipzig 1932, S. 104

4) Seneca, am angegebenen Ort (a. a. O.), S. 88

5) Aurelius Augustinus: Bekenntnisse, eingeleitet und übertragen von Wilhelm Thimme, Deutscher Taschenbuch Verlag, München 1982, Neuntes Buch, S. 240

6) Augustinus, a. a. O., S. 241

2 Johannes von Tepl: Der Ackermann

1) Johannes von Tepl: Der Ackermann, Frühneuhochdeutsch/Neuhochdeutsch, herausgegeben und übersetzt von Christian Kiening, Reclam Verlag, Stuttgart 2000, S. 7

2) Johannes von Tepl, a. a. O., S. 31

3) a. a. O., S. 13

4) a. a. O., S. 27

5) a. a. O., S. 17

6) a. a. O., S. 25

7) a. a. O., S. 67

8) a. a. O., S. 19

9) a. a. O., S. 11

10) a. a. O., S. 13

11) a. a. O., S. 17

12) a. a. O., S. 43

13) a. a. O., S. 23

14) a. a. O., S. 19

15) a. a. O., S. 83

16) a. a. O., S. 27

17) a. a. O., S. 45
18) a. a. O., S. 47
19) a. a. O., S. 51

3 Marie Luise Kaschnitz

1) Marie Luise Kaschnitz: Wohin denn ich. Aufzeichnungen (Originalausgabe: Claassen Verlag, 1963), Deutscher Taschenbuch Verlag, München 1994, S. 5

2) Kaschnitz: Tage, Tage, Jahre. Aufzeichnungen (Originalausgabe: Insel Verlag, 1968), Suhrkamp Verlag, Frankfurt am Main 1984, S. 211

3) Kaschnitz: Dein Schweigen Meine Stimme. Gedichte 1958-1961 (Originalausgabe: Claassen Verlag, 1962), Wilhelm Heyne Verlag, München 1979, S. 17

4) Tage, Tage, Jahre, S. 57

5) Tage, Tage, Jahre, S. 58

6) Wohin denn ich, S. 126

7) Kaschnitz: Orte. Aufzeichnungen (Originalausgabe: Insel Verlag, 1973), Suhrkamp Verlag, Frankfurt am Main 1983, S. 62

8) Orte, S. 99

9) Tage, Tage, Jahre, S. 57f.

10) Tage, Tage, Jahre, S. 223

11) Orte, S. 102

12) Orte, S. 194

13) Orte, S. 183

14) Orte, S. 183

15) Tage, Tage, Jahre, S. 91

16) Tage, Tage, Jahre, S. 91

17) Wohin denn ich, S. 159

18) Kaschnitz: Was willst du, du lebst. Trauer und Selbstfindung in Texten von Marie Luise Kaschnitz, ausgewählt und eingeleitet von Marlene Lohner, S. Fischer Verlag, Frankfurt am Main 1991, S. 38

19) Dein Schweigen Meine Stimme, S. 25

20) Was willst du, du lebst, S. 72

21) Dein Schweigen Meine Stimme, S. 26

22) Wohin denn ich, S. 175

23) Wohin denn ich, S. 111

4 C. S. Lewis: Über die Trauer

1) C. S. Lewis: Über die Trauer (Originalausgabe: Benziger Verlag, 1998), aus dem Englischen von Alfred Kuoni und mit einem Vorwort von Verena Kast, Insel Verlag, Frankfurt am Main und Leipzig 1999, S. 25

2) Lewis, a. a. O., S. 68

3) a. a. O., S. 50
4) a. a. O., S. 50
5) a. a. O., S. 41
6) a. a. O., S. 38
7) a. a. O., S. 31
8) a. a. O., S. 36
9) a. a. O., S. 64
10) a. a. O., S. 66f.
11) a. a. O., S. 68
12) a. a. O., S. 54
13) a. a. O., S. 44
14) a. a. O., S. 27
15) a. a. O., S. 76f.
16) a. a. O., S. 80

5 Anne Philipe: Nur einen Seufzer lang

1) Anne Philipe: Nur einen Seufzer lang, aus dem Französischen von Margarete Bormann, Rowohlt Verlag, Reinbek bei Hamburg 1969, S. 16f.
2) Philipe, a. a. O., S. 72
3) a. a. O., S. 73
4) a. a. O., S. 32f.
5) a. a. O., S. 79
6) a. a. O., S. 80
7) a. a. O., S. 75
8) a. a. O., S. 99
9) a. a. O., S. 69
10) a. a. O., S. 44

6 John Bayley: Das Haus des Witwers

1) John Bayley: Das Haus des Witwers, aus dem Englischen von Barbara Rojahn-Doyk, C. H. Beck Verlag, München 2002, S. 9
2) Bayley, a. a. O., S. 10
3) a. a. O., S. 10
4) a. a. O., S. 136f.
5) a. a. O., S. 24
6) a. a. O., S. 213
7) a. a. O., S. 148

7 Joan Didion: Das Jahr magischen Denkens

1) Joan Didion: Das Jahr magischen Denkens, aus dem Amerikanischen von Antje Rávic Strubel, Claassen Verlag, Berlin 2006, S. 7
2) Didion, a. a. O., S. 39
3) a. a. O., S. 209
4) a. a. O., S. 84f.
5) a. a. O., S. 214
6) a. a. O., S. 161
7) a. a. O., S. 216
8) a. a. O., S. 216
9) C. S. Lewis, Über die Trauer, S. 59
10) Didion, Das Jahr magischen Denkens, S. 217
11) a. a. O., S. 210
12) a. a. O., S. 51
13) a. a. O., S. 250

8 Karl Guido Rey: Du fehlst mir so sehr

1) Karl Guido Rey: Du fehlst mir so sehr. Der Weg der Liebe durch Tod und Trauer, Kösel Verlag, München 1998, S. 7
2) Rey, a. a. O., S. 8
3) a. a. O., S. 83
4) a. a. O., S. 80
5) a. a. O., S. 79
6) a. a. O., S. 11
7) a. a. O., S. 21
8) a. a. O., S. 81
9) a. a. O., S. 13
10) a. a. O., S. 8

9 Beatrix Gerstberger: Keine Zeit zum Abschiednehmen

1) Beatrix Gerstberger: Keine Zeit zum Abschiednehmen. Weiterleben nach seinem Tod, Marion von Schröder Verlag, München 2003, S. 9
2) Gerstberger, a. a. O., S. 20
3) a. a. O., S. 26
4) a. a. O., S. 44
5) a. a. O., S. 48
6) a. a. O., S. 28
7) a. a. O., S. 38
8) a. a. O., S. 40

9) a. a. O., S. 49f.

10) a. a. O., S. 14

10 Daphne du Maurier: Death and Widowhood

1) Daphne du Maurier: Death and Widowhood, in: The Rebecca Notebook & Other Memories, Virago Press, London 2004, S. 127 (dieses und die nachfolgenden Zitate wurden vom Verfasser übersetzt)

2) Daphne du Maurier, a. a. O., S. 128

3) a. a. O., S. 130

4) a. a. O., S. 131

5) a. a. O., S. 132

11 Ulla Berkéwicz: Überlebnis

1) Ulla Berkéwicz: Überlebnis, Suhrkamp Verlag, Frankfurt am Main 2008, S. 7

2) Berkéwicz, a. a. O., S. 7

3) a. a. O., S. 46

4) a. a. O., S. 64

5) a. a. O., S. 13

6) a. a. O., S. 16

7) a. a. O., S. 107

8) a. a. O., S. 76

9) a. a. O., S. 79

10) a. a. O., S. 130

11) a. a. O., S. 131

12) a. a. O., S. 131

13) a. a. O., S. 138

12 Hans Jellouschek: Bis zuletzt die Liebe

1) Hans Jellouschek: Bis zuletzt die Liebe. Als Paar im Schatten einer tödlichen Krankheit, Herder Verlag, Freiburg-Basel-Wien 2002, S. 14

2) Jellouschek, a. a. O., S. 108

3) a. a. O., S. 77

4) a. a. O., S. 12

13 Ken Wilber: Mut und Gnade

1) Ken Wilber: Mut und Gnade. In einer Krankheit zum Tode bewährt sich eine große Liebe, aus dem Amerikanischen von Jochen Eggert, Wilhelm Goldmann Verlag, München 1996, S. 46

2) Wilber, a. a. O., S. 53

3) a. a. O., S. 151

4) a. a. O., S. 135

5) a. a. O., S. 395

6) a. a. O., S. 396

7) a. a. O., S. 161

8) a. a. O., S. 182

9) a. a. O., S. 420

14 Pernilla Glaser: Tanz auf dünnem Eis

1) Pernilla Glaser: Tanz auf dünnem Eis, aus dem Schwedischen von Birgitta Kicherer, Piper Verlag, München 2001, S. 39

2) Glaser, a. a. O., S. 112

3) a. a. O., S. 130

4) a. a. O., S. 131

5) a. a. O., S. 140

6) a. a. O., S. 144

15 Gerd Laudert-Ruhm/Susanne Oberndörfer: Und das Leben bekommt mich zurück

1) Gerd Laudert-Ruhm und Susanne Oberndörfer (Herausgeber): Und das Leben bekommt mich zurück. Ein Lesebuch (nicht nur) für Verwitwete, Kreuz Verlag, Stuttgart 2005, S. 58

2) Herbert Scheuring: Mit der Trauer leben. Von Abschied und Neubeginn, Mainpresse Verlag, Würzburg 2007, S. 173

16 Joyce Carol Oates: Meine Zeit der Trauer

1) Joyce Carol Oates: Meine Zeit der Trauer, aus dem Amerikanischen von Silvia Morawetz, S. Fischer Verlag, Frankfurt am Main 2011, S. 13

2) Oates, a. a. O., S. 106

3) Joyce Carol Oates: Du fehlst, aus dem Amerikanischen von Silvia Morawetz, S. Fischer Verlag, Frankfurt am Main 2008

4) Meine Zeit der Trauer, S. 110

5) Meine Zeit der Trauer, S. 274

17 Brigitte Giraud: Das Leben entzwei

1) Brigitte Giraud: Das Leben entzwei, aus dem Französischen von Anne Braun, S. Fischer Verlag, Frankfurt am Main 2003, S. 9

2) Giraud, a. a. O., S. 14
3) a. a. O., S. 15
4) a. a. O., S. 17
5) a. a. O., S. 28
6) a. a. O., S. 31
7) a. a. O., S. 34
8) a. a. O., S. 73
9) a. a. O., S. 18
10) a. a. O., S. 44
11) a. a. O., S. 80
12) a. a. O., S. 106f.
13) a. a. O., S. 109
14) a. a. O., S. 76

18 Connie Palmen: I. M. Ischa Meijer
In Margine In Memoriam

1) Connie Palmen: I. M. Ischa Meijer In Margine In Memoriam, aus dem Niederländischen von Hanni Ehlers, Diogenes Verlag, Zürich 1999, S. 53
2) Palmen, a. a. O., S. 133
3) a. a. O., S. 394
4) a. a. O., S. 380
5) a. a. O., S. 381
6) a. a. O., S. 396

19 Connie Palmen: Logbuch eines
unbarmherzigen Jahres

1) Connie Palmen: Logbuch eines unbarmherzigen Jahres, aus dem Niederländischen von Hanni Ehlers, Diogenes Verlag, Zürich 2013, S. 16f.
2) Palmen, a. a. O., S. 13
3) a. a. O., S. 28
4) a. a. O., S. 77
5) a. a. O., S. 28
6) a. a. O., S. 59
7) a. a. O., S. 21
8) a. a. O., S. 14
9) a. a. O., S. 78
10) a. a. O., S. 141

20 John Gunther: Death Be Not Proud

1) John Donne: Holy Sonnet X, zitiert nach: Im Reich der Poesie. Fünfzig Gedichte englisch-deutsch, herausgegeben und übersetzt von Hans-Dieter Gelfert, Deutscher Taschenbuch Verlag, München 2008, S. 19

2) Donne, a. a. O., S. 19

3) John Gunther: Death Be Not Proud. A Memoir, Hamish Hamilton, London 1949, S. 154 (dieses und die nachfolgenden Zitate wurden vom Verfasser übersetzt)

4) Gunther, a. a. O., S. 155

5) Joachim Fuchsberger: Vom Leben und vom Tod, Interview der dpa-Korrespondenten Britta Schultejans und Bernward Loheide, in: Main-Post, 27. Januar 2014, S. 14

6) John Gunther, Death be not proud, S. 211

21 P. F. Thomése: Schattenkind

1) P. F. Thomése: Schattenkind, aus dem Niederländischen von Andreas Ecke, Berlin Verlag, Berlin 2004, S. 10

2) Thomése, a. a. O., S. 14

3) a. a. O., S. 105

4) a. a. O., S. 107

5) a. a. O., S. 55

6) a. a. O., S. 70

7) a. a. O., S. 35

8) Friedrich Rückert: Kindertodtenlieder, mit einer Einleitung neu herausgegeben von Hans Wollschläger, Insel Verlag, Frankfurt am Main und Leipzig 1993, S. 400

22 Friedrich Rückert: Kindertodtenlieder

1) Friedrich Rückert: Kindertodtenlieder, mit einer Einleitung neu herausgegeben von Hans Wollschläger, Insel Verlag, Frankfurt am Main und Leipzig 1993, S. 38

2) Rückert, a. a. O., S. 96

3) a. a. O., S. 159

4) a. a. O., S. 174

5) a. a. O., S. 36

6) a. a. O., S. 126

7) a. a. O., S. 56

8) a. a. O., S. 62

9) a. a. O., S. 399

10) a. a. O., S. 305

11) a. a. O., S. 147

12) a. a. O., S. 147

13) a. a. O., S. 159

14) a. a. O., S. 171
15) a. a. O., S. 146
16) a. a. O., S. 162
17) a. a. O., S. 154
18) a. a. O., S. 368
19) a. a. O., S. 303
20) a. a. O., S. 297
21) a. a. O., S. 171
22) a. a. O., S. 364
23) a. a. O., S. 60

23 Tom Crider: Der Trauer Worte geben

1) Tom Crider: Der Trauer Worte geben. Der Weg eines Vaters durch Trauer und Schmerz, aus dem Englischen von Anne Ruth Frank-Strauss, Scherz Verlag, Bern-München-Wien 1999, S. 23
2) Crider, a. a. O., S. 33
3) a. a. O., S. 16f.
4) a. a. O., S. 54

24 Harold Kushner: Wenn guten Menschen Böses widerfährt

1) Harold Kushner: Wenn guten Menschen Böses widerfährt (Erstveröffentlichung in den USA 1981), aus dem Amerikanischen von Ulla Galm-Friboes, Gütersloher Verlagshaus, Gütersloh 2006, S. 17
2) Kushner, a. a. O., S. 9
3) a. a. O., S. 34
4) a. a. O., S. 32
5) a. a. O., S. 35
6) a. a. O., S. 122
7) a. a. O., S. 126
8) a. a. O., S. 137

25 Roland Kachler: Meine Trauer wird dich finden

1) Roland Kachler: Meine Trauer wird dich finden. Ein neuer Ansatz in der Trauerarbeit, Kreuz Verlag, Stuttgart 2005, S. 14
2) Kachler, a. a. O., S. 16
3) Karl Guido Rey: Du fehlst mir so sehr. Der Weg der Liebe durch Tod und Trauer, Kösel Verlag, München 1998, S. 8
4) Kachler, Meine Trauer wird dich finden, S. 15f.

5) Kachler, a. a. O., S. 28

6) Roland Kachler: Damit aus meiner Trauer Liebe wird. Neue Wege in der Trauerarbeit, Kreuz Verlag, Stuttgart 2007, S. 21

26 Festhalten und Loslassen

1) Doris Wolf: Einen geliebten Menschen verlieren. Vom schmerzlichen Umgang mit der Trauer, PAL Verlagsgesellschaft, Mannheim 1991, S. 146

2) Vamik D. Volkan und Elizabeth Zintl: Wege der Trauer. Leben mit Tod und Verlust, aus dem Amerikanischen übersetzt von Anni Pott, Psychosozial Verlag, Gießen 2000, S. 81

3) Larry Yeagley: Trauer durchschreiten – zum Leben zurückfinden, übersetzt von Sylvia Renz, Deutscher Verein für Gesundheitspflege, Ostfildern 1981, S. 47

4) Irvin D. Yalom: Die Reise mit Paula, aus dem Amerikanischen von Hans-Joachim Maass, Wilhelm Goldmann Verlag, München 2000, S. 126f.

5) Yalom, a. a. O., S. 126

6) a. a. O., S. 167

7) a. a. O., S. 168

8) Beatrix Gerstberger: Keine Zeit zum Abschiednehmen. Weiterleben nach seinem Tod, Marion von Schröder Verlag, München 2003, S. 38

9) Dennis Klass, in: Dennis Klass/Steven L. Nickman/Phyllis R. Silverman (Herausgeber): Continuing Bonds. New Understandings of Grief, Hemisphere Publishing Corporation, Washington 1996

27 Die Liebe bleibt bestehen

1) Jörg Zink: Trauer hat heilende Kraft, Kreuz Verlag, Stuttgart 1985, S. 44

2) Thornton Wilder: Die Brücke von San Luis Rey, aus dem Amerikanischen von Herberth E. Herlitschka, S. Fischer Verlag, Frankfurt am Main 1995, S. 127

3) Friedrich Rückert: Kindertodtenlieder, neu herausgegeben von Hans Wollschläger, Insel Verlag, Frankfurt am Main und Leipzig 1993, S. 61

4) Max Frisch: Fragebogen, Suhrkamp Verlag, Frankfurt am Main 1992, S. 93

5) Hermann Hesse: Mit der Reife wird man immer jünger. Betrachtungen und Gedichte über das Alter, herausgegeben von Volker Michels, Insel Verlag, Frankfurt am Main und Leipzig 1990, S. 181

6) Hesse, a. a. O., S. 178f.

7) Mitch Albom: Dienstags bei Morrie. Die Lehre eines Lebens, aus dem Amerikanischen von Angelika Bardeleben, Wilhelm Goldmann Verlag, München 2002, S. 198

8) Ken Wilber: Mut und Gnade. In einer Krankheit zum Tode bewährt sich eine große Liebe, aus dem Amerikanischen von Jochen Eggert, Wilhelm Goldmann Verlag, München 1996, S. 440

9) C. S. Lewis: Über die Trauer, aus dem Englischen von Alfred Kuoni, Insel Verlag, Frankfurt am Main und Leipzig 1999, S. 80

10) Colin Murray Parkes: Bereavement. Studies of Grief in Adult Life, Penguin Group, London 1996, S. 105 (Zitat übersetzt vom Verfasser)

11) Carol Staudacher: Tage der Trauer, Tage der Heilung. Tröstende und stärkende Meditationen, aus dem Englischen von Anne Ruth Frank-Strauss, Scherz Verlag, Bern-München-Wien 1997, S. 346

12) Marlene Lohner: Plötzlich allein. Frauen nach dem Tod des Partners, S. Fischer Verlag (Erstausgabe 1982), Frankfurt am Main 1997, S. 133

13) Verena Kast: Vorwort zu C. S. Lewis, Über die Trauer (a. a. O.), S. 15

14) Monika Müller und Matthias Schnegg: Unwiederbringlich. Vom Sinn der Trauer. Hilfen bei Verlust und Tod, Herder Verlag, Freiburg 1999, S. 55

28 Joan Didion: Blaue Stunden

1) Joan Didion: Blaue Stunden, aus dem Amerikanischen von Antje Ravic Strubel, Ullstein Verlag, Berlin 2012, S. 8

2) Didion, a. a. O., S. 8

3) a. a. O., S. 9

4) a. a. O., S. 73

5) a. a. O., S. 52

6) a. a. O., S. 18

7) a. a. O., S. 73

8) a. a. O., S. 167

29 A. F. Th. van der Heijden: Tonio

1) A. F. Th. van der Heijden: Tonio. Ein Requiemroman, aus dem Niederländischen von Helga van Beuningen, Suhrkamp Verlag, Berlin 2011, S. 397

2) A. F. Th. van der Heijden, a. a. O., S. 213

3) a. a. O., S. 411

4) a. a. O., S. 398

5) a. a. O., S. 395

6) a. a. O., S. 476

7) a. a. O., S. 578

8) a. a. O., S. 511; ähnlich auch S. 670

30 Gordon Livingston: Nur der Frühling

1) Gordon Livingston: Nur der Frühling. Eine Familie bewältigt den Tod ihres Kindes, aus dem Amerikanischen von Angelika Bardeleben, Bastei Lübbe Verlag, Bergisch Gladbach 1999, S. 76

2) Livingston, a. a. O., S. 106
3) a. a. O., S. 142
4) a. a. O., S. 235
5) a. a. O., S. 177
6) a. a. O., S. 223
7) a. a. O., S. 170
8) a. a. O., S. 181
9) a. a. O., S. 162
10) a. a. O., S. 251

31 Isabel Allende: Paula

1) Isabel Allende: Paula, aus dem Spanischen von Lieselotte Kolanoske, Suhrkamp Verlag, Frankfurt am Main 1995, S. 269
2) Allende, a. a. O., S. 34
3) a. a. O., S. 9
4) a. a. O., S. 229
5) a. a. O., S. 112
6) Briefe für Paula. Mit einem Vorwort von Isabel Allende, übersetzt von Jeanette Deutsch, Simone Grandy und Stephanie von Harrach, Suhrkamp Verlag, Frankfurt am Main 1996, S. 11
7) Isabel Allende, Paula, S. 465f.
8) Allende, Paula, S. 488
9) Briefe für Paula, S. 15
10) Briefe für Paula, S. 19
11) Briefe für Paula, S. 20
12) Joan Didion, Das Jahr magischen Denkens, S. 210
13) Isabel Allende, Paula, S. 483f.
14) Briefe für Paula, S. 29
15) Briefe für Paula, S. 29

32 Roland Barthes, Simone de Beauvoir, Peter Handke, Bianca Lang

1) Roland Barthes: Tagebuch der Trauer, aus dem Französischen von Horst Brühmann, Carl Hanser Verlag, München 2010
2) Simone de Beauvoir: Ein sanfter Tod, aus dem Französischen von Paul Mayer, Rowohlt Verlag, Reinbek bei Hamburg 1965, S. 110
3) Peter Handke: Wunschloses Unglück (Originalausgabe: Residenz Verlag, 1972), Suhrkamp Verlag, Frankfurt am Main 2001, S. 40
4) Handke, a. a. O., S. 42

5) Bianca Lang: Leben ohne dich. Wenn geliebte Menschen in den Tod gehen, Aufbau Verlag, Berlin 2006, S. 48

6) C. S. Lewis, Über die Trauer, S. 31

7) Bianca Lang, Leben ohne dich, S. 57

8) Lang, a. a. O., S. 59

9) a. a. O., S. 46

10) a. a. O., S. 71

11) a. a. O., S. 71

12) a. a. O., S. 73

33 Virginia Ironside: You'll Get Over It

1) Virginia Ironside: You'll Get Over It. The Rage of Bereavement, Penguin Books, London 1997 (Hamish Hamilton 1996)

2) Ironside, a. a. O., S. IX (dieses und die nachfolgenden Zitate wurden vom Verfasser übersetzt)

3) a. a. O., S. IX

4) a. a. O., S. XVI

5) a. a. O., S. XXII

6) a. a. O., S. XXII

7) a. a. O., S. XXIII

34 Julian Barnes: Nichts, was man fürchten müsste

1) Julian Barnes: Nichts, was man fürchten müsste, aus dem Englischen von Gertraude Krueger, Kiepenheuer & Witsch Verlag, Köln 2010, S. 188

2) Barnes, a. a. O., S. 31

3) Epikur: Von der Überwindung der Furcht, eingeleitet und übertragen von Olof Gigon, Deutscher Taschenbuch Verlag, München 1983, S. 101 (Brief an Menoikus)

4) Blaise Pascal: Gedanken über die Religion und einige andere Gegenstände, aus dem Französischen übertragen und mit einem Nachwort herausgegeben von Ewald Wasmuth, Insel Verlag, Frankfurt am Main 1987, S. 100 (Fragment 194)

5) Julian Barnes, Nichts, was man fürchten müsste, S. 7

6) Barnes, a. a. O., S. 61

7) a. a. O., S. 61

8) a. a. O., S. 32

9) a. a. O., S. 33

10) a. a. O., S. 97

11) a. a. O., S. 180

35 Christoph Schlingensief: So schön wie hier kann's im Himmel gar nicht sein

1) Christoph Schlingensief: So schön wie hier kann's im Himmel gar nicht sein. Tagebuch einer Krebserkrankung (Originalausgabe: Kiepenheuer & Witsch Verlag 2009), btb Verlag/Random House, München 2010, S. 30f.
2) Schlingensief, a. a. O., S. 46
3) a. a. O., S. 23
4) a. a. O., S. 50
5) a. a. O., S. 101
6) a. a. O., S. 72
7) a. a. O., S. 51
8) a. a. O., S. 52
9) a. a. O., S. 131
10) a. a. O., S. 69
11) a. a. O., S. 163
12) a. a. O., S. 173
13) a. a. O., S. 231
14) a. a. O., S. 30
15) a. a. O., S. 169
16) a. a. O., S. 104
17) a. a. O., S. 249
18) a. a. O., S. 9

36 Peter Noll: Diktate über Sterben und Tod

1) Peter Noll: Diktate über Sterben und Tod. Mit der Totenrede von Max Frisch (Originalausgabe: Pendo Verlag, 1984), Piper Verlag, München 1987, S. 34
2) Noll, a. a. O., S. 10
3) a. a. O., S. 10
4) a. a. O., S. 116
5) a. a. O., S. 83
6) a. a. O., S. 13
7) a. a. O., S. 78
8) a. a. O., S. 74
9) a. a. O., S. 226

37 Maxie Wander: Leben wär' eine prima Alternative

1) Maxie Wander: Leben wär' eine prima Alternative. Tagebücher und Briefe, herausgegeben von Fred Wander (Erstveröffentlichung Berlin 1979), Deutscher Taschenbuch Verlag, München 1994, S. 18

2) Wander, a. a. O., S. 64
3) a. a. O., S. 15
4) a. a. O., S. 272
5) a. a. O., S. 51
6) a. a. O., S. 116
7) a. a. O., S. 153
8) a. a. O., S. 161
9) a. a. O., S. 160
10) a. a. O., S. 159
11) a. a. O., S. 160
12) a. a. O., S. 219
13) a. a. O., S. 234
14) a. a. O., S. 273
15) a. a. O., S. 46
16) a. a. O., S. 118
17) a. a. O., S. 119

38 Christopher Hitchens: Endlich

1) Christopher Hitchens: Endlich. Mein Sterben, aus dem Englischen von Joachim Kalka, Pantheon Verlag, München 2013, S. 27
2) Hitchens, a. a. O., S. 27
3) a. a. O., S. 31f.
4) a. a. O., S. 65
5) a. a. O., S. 92
6) a. a. O., S. 56
7) a. a. O., S. 38
8) a. a. O., S. 39
9) a. a. O., S. 79

39 Wolfgang Herrndorf: Arbeit und Struktur

1) Wolfgang Herrndorf: Bilder deiner großen Liebe, Rowohlt Berlin Verlag, Berlin 2014, S. 59
2) Herrndorf, a. a. O., S. 128
3) Wolfgang Herrndorf: Arbeit und Struktur, Rowohlt Berlin Verlag, Berlin 2013, S. 37f.
4) Herrndorf, Arbeit und Struktur, a. a. O., S. 178
5) a. a. O., S. 106
6) a. a. O., S. 22
7) a. a. O., S. 198
8) a. a. O., S. 142

9) a. a. O., S. 50
10) a. a. O., S. 86
11) a. a. O., S. 85
12) a. a. O., S. 235
13) a. a. O., S. 197
14) a. a. O., S. 413
15) a. a. O., S. 255
16) a. a. O., S. 214
17) a. a. O., S. 181
18) a. a. O., S. 438
19) a. a. O., S. 412
20) a. a. O., S. 418

40 Ruth Picardie: Es wird mir fehlen, das Leben

1) Ruth Picardie: Es wird mir fehlen, das Leben. Mit Matt Seaton und Justine Picardie, aus dem Englischen von Kim Schwaner, Rowohlt Verlag (Wunderlich Verlag), Reinbek bei Hamburg 1999, S. 120
2) Picardie, a. a. O., S. 42
3) a. a. O., S. 122
4) a. a. O., S. 97
5) a. a. O., S. 104
6) a. a. O., S. 141
7) a. a. O., S. 174

Epilog

1) Nikos Kazantzakis: Alexis Sorbas, aus dem Neugriechischen übertragen von Alexander Steinmetz, Rowohlt Verlag, Reinbek bei Hamburg 1983, S. 201
2) Kazantzakis, a. a. O., S. 217f.
3) Karl Guido Rey: Du fehlst mir so sehr. Der Weg der Liebe durch Tod und Trauer, Kösel Verlag, München 1998, S. 8
4) Thornton Wilder: Die Brücke von San Luis Rey, aus dem Amerikanischen von Herberth E. Herlitschka, S. Fischer Verlag, Frankfurt am Main 1995, S. 127
5) A. F. Th. van der Heijden: Tonio. Ein Requiemroman, aus dem Niederländischen von Helga van Beuningen, Suhrkamp Verlag, Berlin 2011, S. 511
6) John Gunther: Death be not proud. A Memoir, Hamish Hamilton, London 1949, S. 155

Literaturverzeichnis

Isabel Allende

(geb. 1942), chilenisch-amerikanische Schriftstellerin
„Paula", aus dem Spanischen von Lieselotte Kolanoske, Suhrkamp Verlag, Frankfurt am Main 1995
„Briefe für Paula. Mit einem Vorwort von Isabel Allende", übersetzt von Jeanette Deutsch, Simone Grandy und Stephanie von Harrach, Suhrkamp Verlag, Frankfurt am Main 1996

Aurelius Augustinus

(354–430), antiker Autor und Theologe
„Bekenntnisse", eingeleitet und übertragen von Wilhelm Thimme, Deutscher Taschenbuch Verlag, München 1982

Julian Barnes

(geb. 1946), englischer Schriftsteller
„Nichts, was man fürchten müsste", aus dem Englischen von Gertraude Krueger, Kiepenheuer & Witsch Verlag, Köln 2010

Roland Barthes

(1915–1980), französischer Schriftsteller und Philosoph
„Tagebuch der Trauer", aus dem Französischen von Horst Brühmann, Carl Hanser Verlag, München 2010

John Bayley

(1925–2015), englischer Schriftsteller und Literaturwissenschaftler
„Elegie für Iris", aus dem Englischen von Barbara Rojahn-Doyk, C. H. Beck Verlag, München 2000
„Das Haus des Witwers", aus dem Englischen von Barbara Rojahn-Doyk, C. H. Beck Verlag, München 2002

Ulla Berkéwicz

(geb. 1951), deutsche Schriftstellerin und Verlegerin
„Überlebnis", Suhrkamp Verlag, Frankfurt am Main 2008

Tom Crider

(geb. 1941), amerikanischer Journalist und Autor
„Der Trauer Worte geben. Der Weg eines Vaters durch Trauer und Schmerz", aus dem Englischen von Anne Ruth Frank-Strauss, Scherz Verlag, Bern-München-Wien 1999

Simone de Beauvoir

(1908–1986), französische Schriftstellerin
„Ein sanfter Tod", aus dem Französischen von Paul Mayer, Rowohlt Verlag, Reinbek bei Hamburg 1965

Joan Didion

(geb. 1934), amerikanische Schriftstellerin und Journalistin
„Das Jahr magischen Denkens", aus dem Amerikanischen von Antje Rávic Strubel, Claassen Verlag, Berlin 2006
„Blaue Stunden", aus dem Amerikanischen von Antje Ravic Strubel, Ullstein Verlag, Berlin 2012

Daphne du Maurier

(1907–1989), englische Schriftstellerin
„Death and Widowhood", in: „The Rebecca Notebook & Other Memories", Virago Press, London 2004

Max Frisch

(1911–1991), Schweizer Schriftsteller
„Fragebogen", Suhrkamp Verlag, Frankfurt am Main 1992

Beatrix Gerstberger

(geb. 1964), deutsche Journalistin
„Keine Zeit zum Abschiednehmen. Weiterleben nach seinem Tod", Marion von Schröder Verlag, München 2003

Brigitte Giraud

(geb. 1960), französische Schriftstellerin
„Das Leben entzwei", aus dem Französischen von Anne Braun, S. Fischer Verlag, Frankfurt am Main 2003

Pernilla Glaser

(geb. 1972), schwedische Theaterregisseurin
„Tanz auf dünnem Eis", aus dem Schwedischen von Birgitta Kicherer, Piper Verlag, München 2001

John Gunther

(1901–1970), amerikanischer Journalist und Schriftsteller
„Death Be Not Proud. A Memoir", Hamish Hamilton, London 1949

Peter Handke

(geb. 1942), österreichischer Schriftsteller
„Wunschloses Unglück", Suhrkamp Verlag, Frankfurt am Main 2001

Wolfgang Herrndorf

(1965–2013), deutscher Schriftsteller
„Arbeit und Struktur", Rowohlt Berlin Verlag, Berlin 2013
„Bilder deiner großen Liebe", Rowohlt Berlin Verlag, Berlin 2014

Hermann Hesse

(1877–1962), deutscher Schriftsteller
„Mit der Reife wird man immer jünger. Betrachtungen und Gedichte über das Alter", herausgegeben von Volker Michels, Insel Verlag, Frankfurt am Main und Leipzig 1990

Christopher Hitchens

(1949–2011), englisch-amerikanischer Schriftsteller und Journalist
„Endlich. Mein Sterben", aus dem Englischen von Joachim Kalka, Pantheon Verlag, München 2013

Virginia Ironside

(geb. 1945), englische Journalistin und Schriftstellerin
„‚You'll Get Over It'. The Rage Of Bereavement", Hamish Hamilton, London 1996

Hans Jellouschek

(geb. 1939), deutscher Psychotherapeut und Autor
„Bis zuletzt die Liebe. Als Paar im Schatten einer tödlichen Krankheit", Herder Verlag, Freiburg-Basel-Wien 2002

Roland Kachler

(geb. 1955), deutscher Psychotherapeut und Autor
„Meine Trauer wird dich finden. Ein neuer Ansatz in der Trauerarbeit", Kreuz Verlag, Stuttgart 2005

Marie Luise Kaschnitz

(1901–1974), deutsche Schriftstellerin
„Dein Schweigen Meine Stimme. Gedichte 1958-1961", Claassen Verlag, Düsseldorf 1962
„Wohin denn ich. Aufzeichnungen", Claassen Verlag, Hamburg 1963
„Orte. Aufzeichnungen", Insel Verlag, Frankfurt am Main 1973
„Tage, Tage, Jahre. Aufzeichnungen", Insel Verlag, Frankfurt am Main 1968
„Was willst du, du lebst. Trauer und Selbstfindung in Texten von Marie Luise Kaschnitz", ausgewählt und eingeleitet von Marlene Lohner, Fischer Verlag, Frankfurt am Main 1991

Harold S. Kushner

(geb. 1935), amerikanischer Rabbiner und Autor
„Wenn guten Menschen Böses widerfährt", aus dem Amerikanischen von Ulla Galm-Friboes, Gütersloher Verlagshaus, Gütersloh 2006

Bianca Lang

(geb. 1973), deutsche Journalistin und Autorin
„Leben ohne dich. Wenn geliebte Menschen in den Tod gehen", Aufbau Verlag, Berlin 2006

Gerd Laudert-Ruhm und Susanne Oberndörfer

(geb. 1954), deutscher Pädagoge,   (geb. 1967), deutsche Pädagogin
„Und das Leben bekommt mich zurück. Ein Lesebuch (nicht nur) für Verwitwete", Kreuz Verlag, Stuttgart 2005

C. S. Lewis

(1898–1963), englischer Schriftsteller und Literaturwissenschaftler
„Über die Trauer", aus dem Englischen von Alfred Kuoni und mit einem Vorwort von Verena Kast, Insel Verlag, Frankfurt am Main und Leipzig 1999

Gordon Livingston

(geb. 1938), amerikanischer Psychiater und Autor
„Nur der Frühling. Eine Familie bewältigt den Tod ihres Kindes", aus dem Amerikanischen von Angelika Bardeleben, Hoffmann und Campe Verlag, Hamburg 1997

Peter Noll

(1926–1982), Schweizer Jurist und Journalist
„Diktate über Sterben & Tod. Mit der Totenrede von Max Frisch", Pendo Verlag, Zürich 1984

Joyce Carol Oates

(geb. 1938), amerikanische Schriftstellerin
„Meine Zeit der Trauer", aus dem Amerikanischen von Silvia Morawetz, S. Fischer Verlag, Frankfurt am Main 2011

Connie Palmen

(geb. 1955), niederländische Schriftstellerin
„I. M. Ischa Meijer In Margine In Memoriam", aus dem Niederländischen von Hanni Ehlers, Diogenes Verlag, Zürich 1999
„Logbuch eines unbarmherzigen Jahres", aus dem Niederländischen von Hanni Ehlers, Diogenes Verlag, Zürich 2013

Anne Philipe

(1917–1990), französische Schriftstellerin und Journalistin
„Nur einen Seufzer lang", aus dem Französischen von Margarete Bormann, Rowohlt Verlag, Reinbek bei Hamburg 1964

Ruth Picardie

(1964–1997), englische Journalistin
„Es wird mir fehlen, das Leben", mit Matt Seaton und Justine Picardie, aus dem Englischen von Kim Schwaner, Rowohlt Verlag, Reinbek bei Hamburg 1999

Karl Guido Rey

(geb. 1930), Schweizer Psychotherapeut und Autor
„Du fehlst mir so sehr. Der Weg der Liebe durch Tod und Trauer", Kösel Verlag, München 1998

Friedrich Rückert

(1788–1866), deutscher Schriftsteller
„Kindertodtenlieder", mit einer Einleitung neu herausgegeben von Hans Wollschläger, Insel Verlag, Frankfurt am Main und Leipzig 1993

Christoph Schlingensief

(1960–2010), deutscher Theater-, Opern- und Filmregisseur
„So schön wie hier kann's im Himmel gar nicht sein. Tagebuch einer Krebserkrankung", Kiepenheuer & Witsch Verlag, Köln 2009

P. F. Thomése

(geb. 1958), niederländischer Schriftsteller
„Schattenkind", aus dem Niederländischen von Andreas Ecke, Berlin Verlag, Berlin 2004

A. F. Th. van der Heijden

(geb. 1951), niederländischer Schriftsteller
„Tonio. Ein Requiemroman", aus dem Niederländischen von Helga van Beuningen, Suhrkamp Verlag, Berlin 2011

Johannes von Tepl

(um 1350–1414), mittelalterlicher Autor
„Der Ackermann", Frühneuhochdeutsch/Neuhochdeutsch, herausgegeben und übersetzt von Christian Kiening, Reclam Verlag, Stuttgart 2000

Maxie Wander

(1933–1977), deutsch-österreichische Schriftstellerin
„Leben wär' eine prima Alternative. Tagebücher und Briefe", herausgegeben von Fred Wander, Deutscher Taschenbuch Verlag, München 1994

Ken Wilber

(geb. 1949), amerikanischer Philosoph und Autor
„Mut und Gnade. In einer Krankheit zum Tode bewährt sich eine große Liebe", aus dem Amerikanischen von Jochen Eggert, Wilhelm Goldmann Verlag, München 1996

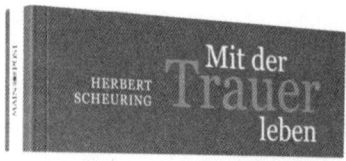
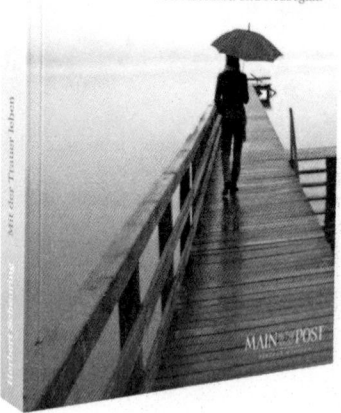
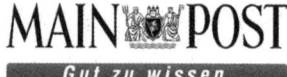